GESUND

DURCH

STRESS!

Inhaltsverzeichnis

STRESS

»Stress ist unser ständiger Begleiter, so lange wir leben. Er sitzt mit uns am Tisch, er geht mit uns schlafen, er ist dabei, wenn leidenschaftliche Küsse getauscht werden. Manchmal geht uns seine Anhänglichkeit auf die Nerven; dennoch verdanken wir ihm jeden persönlichen Fortschritt und erreichen durch ihn immer höhere Stufen geistiger und körperlicher Weiterentwicklung. Er ist die Würze des Lebens.«

— *Hans Selye*

Statt einem Vorwort – zuerst diesen Warnhinweis lesen!

Achtung, Warnhinweis, die Lektüre dieses Buches kann Ihr Leben nachhaltig verändern!

Denn: Sie laufen Gefahr, von der Couch geholt zu werden, die doch erwiesenermaßen ein Hort der Entspannung und der gesundheitlichen Erholung ist. Licht und Sonne werden propagiert. Dabei ist gerade letztere – ist das heute nicht allgemein bekannt? – doch so gefährlich.

Da darf ein gewisser Peter Kraus verkünden, man solle seine Gelenke nicht schonen. Man müsse im Gegenteil gerade das bewegen, was einem weh tue. Dabei rockt er mit mittlerweile 70 Jahren vor Tausenden von Zuschauern auf der Bühne wie wild herum und sagt allen Ernstes, ihm täte glücklicherweise meist ja gar nichts weh. Zu denken gibt auch, wenn in diesem Buch ein 3-Sterne-Koch behauptet, er käme mit zwei bis drei Stunden Schlaf pro Nacht aus, wobei ihm die Arbeit und das Leben insgesamt doch viel Spaß machten. Wenn dann die Autoren des Buches, übrigens zwei Ärzte, wobei der eine sogar Leiter einer renommierten Reha-Klinik ist und Medikamenteneinsparungen im großen Stil vornimmt, wissenschaftlich belegen, dass Abstinenz vom Alkohol für viele von uns ein gesundheitliches Risiko darstellt: Das schlägt dem Fass doch wohl den Boden aus! Fett- und eiweißreiche Kost, dazu noch ohne Kalorienbeschränkung? Auch die wird hier empfohlen, Ernährungspyramiden werden auf den Kopf gestellt: Ist das nicht rücksichtslos gegenüber unseren großen medizinischen Fachgesellschaften und den von ihnen propagierten, althergebrachten Traditionen?

Dabei sind das nur ein paar Beispiele von dem, was Sie in diesem Buch an Happygem erwartet. Betrachten Sie sich doch nur mal den Titel:»Gesund durch Stress!« Da soll wohl ein Bösewicht rehabilitiert werden! Wollen Sie sich das wirklich zumuten? Lesen Sie dazu noch das Inhaltsverzeichnis: Dann werden Ihnen die Augen über all das Provokante so richtig aufgehen. Aber, noch ist es Zeit, die Lektüre zu beenden – Deckel zu, finito.

NEIN? Sie lesen weiter, sind neugierig geworden? Dann fragen Sie hinsichtlich eventueller Nebenwirkungen bitte auch nicht Ihren Arzt oder Apotheker!

Herzlich willkommen, jetzt können wir offen miteinander reden. Wir, die beiden Autoren, wollen, dass Sie möglichst alt werden und das möglichst gesund, in hoher Lebensqualität. Dazu müssen Sie sich mit dem Stress arrangieren, als Ihrem Freund.

Das ist er nämlich, wenn man richtig mit ihm umgeht. Dann steht sein gesundheitlicher Nutzen außer Frage, und eine echte Bereicherung des Lebens ist»Freund Stress«, siehe Selyes Spruch von der Würze des Lebens, zudem.

Wie das anpacken? Wichtig ist die Erkenntnis, dass Gesundheit nicht etwa nur die Abwesenheit von Krankheiten ist. Gesundheit, die gilt es tagtäglich neu zu erobern, weil sich der Mensch stetig verändert. Leben steht nie still, alles fließt. So bilden sich auch im Körper des Nichtkrebskranken tagtäglich Hunderte von bösartigen Zellen, was für ein fittes Immunsystem aber kein Problem darstellt. Es eliminiert sie mühelos. Gesundheit ist somit ein stetiger Prozess aller unserer Stoffwechselvorgänge, den es im Sinne unseres Wohlergehens zu optimieren gilt. Oder, wie es der Fachmann ausdrückt: Gesundheit ist Prozessoptimierung des Stoffwechsels.

Haben Sie es gemerkt? Damit haben wir uns von einer gängigen Reparatur- und Risikofaktorenmedizin weit entfernt. Die nämlich richtet, zumal wenn sie absolut betrieben wird, auch viel Schaden an. Der Mensch funktioniert nicht nach dem Modell des Autoreifens, der verschleißt, wenn man ihn beansprucht. Wir, unsere Billionen von Körperzellen, leben von der Funktion und erneuern uns mit ihr. Ohne stetige Beanspruchung schlaffen wir ab, erleiden wir, von den Knochen bis zu Herz und Hirn, Schaden und Schiffbruch. Nur: Diese Beanspruchung muss wohldosiert erfolgen, auch die Regeneration braucht ihre Zeit. Basis aber ist der aktive Lebensstil mit den richtigen

Schlüsselreizen und Stress als Motor und Lebenselixier. Schonhaltung dagegen ist oft, was das Erreichen gesundheitlicher Ziele betrifft, eher kontraproduktiv.

Wir sollten unsere Medizin(er) immer wieder darauf abklopfen, ob sie diesen Ansprüchen genügt. Während eine Gesundheitsreform die andere jagt, ist die Kostenexplosion im Gesundheitswesen nicht mehr aufzuhalten. Allein die Stoffwechselprobleme, die mit dem Typ-2-Diabetes verbunden sind bzw. in ihn münden, sind geeignet, hier den Bankrott einzuläuten: Mittlerweile mindestens 25 Millionen Deutsche, es werden täglich immer mehr, sind von entsprechenden Gesundheitsproblemen bereits unmittelbar betroffen! Ist die Lawine noch aufzuhalten? Ja, aber dazu ist geradezu revolutionäres Umdenken vonnöten.

Der Schlüssel liegt in uns selbst, im nicht entstressten Leben. Das vorliegende Buch bietet viele Anhalte dafür, wie sich die großen Gesundheitsprobleme unserer Zeit vorwiegend aus der Schonung generieren. Auf die richtigen Schlüsselreize kommt es stattdessen an und den Umgang mit ihnen. Wer sich nicht stetig aufbaut, baut ab, das ist der Rhythmus des Lebens. Diese Fluktuation aller Lebensvorgänge mag Sicherheitsfanatiker, wo gibt es schon Sicherheit im Leben – nur der Tod ist uns sicher, zwar enttäuschen: Sie bietet aber, aufgrund der stetigen Erneuerungsprozesse, auch enorme Chancen, und das tagtäglich.

Gesund durch Belastung, die offensive Prävention: Das ist das Anliegen dieses Buches, dem Sie sich öffnen sollten. Unser Körper nämlich ist viel intelligenter, als das weithin vermutet wird. Nur wenn er stetig gefordert wird, erreicht er sein funktionelles Optimum. Das gilt auch für den Umgang mit Schadstoffen: Fehlende Anforderungen an die Entgiftungs- und Reparatursysteme unseres Körpers führen zu einer labilen Situation. In der können dann – und nur dann – unerwartet auftretende Belastungen zu gefährlichen Störungen der Homöostase bzw. des gesundheitlichen Gleichgewichts und damit in die Krankheit führen. Der griechische Philosoph Plato hat diese Zusammenhänge vor fast 2.500 Jahren schon klar erkannt, indem er formulierte:

»Der sicherste Weg zur Gesundheit ist es, jedem Menschen möglichst genau die erforderliche Dosis an Nahrung und Belastung zu verordnen, nicht zu viel und nicht zu wenig.«

Somit ist Plato der eigentliche Initiator einer offensiven, weitgehend noch sträflich vernachlässigten Gesundheitsvorsorge. Die wird mit diesem Buch fundiert begründet und nachhaltig gefordert. Wer fit und unabhängig bis ins höchste Alter bleiben will, muss den Grundstein dafür schon in jungen Jahren legen. Das sollte nicht schwer fallen: Sinnvolle, mit der gehörigen Portion Stress verbundene Prävention macht noch dazu viel Spaß bzw. stellt eine echte Bereicherung unseres Lebens dar. Wer hierzu einmal die innere Einstellung gefunden hat, bleibt ihr treu und lässt sich nicht irritieren. Das aber macht den mündigen Patienten – oder besser noch Bürger, denn Patient wollen und sollen Sie ja nicht werden! – aus.

In diesem Sinne: Leben Sie Ihr Leben, machen Sie Ihr Ding!

Ihre Autoren

Hans-Jürgen Richter

Arzt und Medizinpublizist,
Weiler bei Bingen

Dr. Peter Heilmeyer

Leitender Arzt der Reha-Klinik
Überruh, Isny im Allgäu

Offensive Prävention statt Genussverzicht und Kasteiung

Mehr Schonung und andere Tipps aus der Mottenkiste

Wenn es um Prävention, eine bessere Gesundheitsvorsorge für uns alle geht, greifen auch Ärzte gerne noch tief in die Mottenkiste der Medizin: Genussverzicht und Kasteiung sind da angesagt, indem etwa vor zu fettem Essen, zu viel Kalorien, Alkohol, Nikotin oder den schädlichen Einflüssen des Sonnenlichts pauschal gewarnt wird. Mehr Schonung wird angeraten, wenn unsere Gelenke und Knochen bzw. gar unser Herz Abnutzungserscheinungen signalisieren. Entsprechender Bewegungsverzicht aber treibt viele von uns erst so richtig in die gesundheitliche Krise, in einen Kreislauf schädlicher Einflüsse und Gewohnheiten, aus dem man oft keinen Ausweg mehr sieht.

Rund 20 bis 25 Millionen Deutsche, mindestens jeder vierte, leiden inzwischen an Stoffwechselstörungen, die kurz oder lang in den Typ-2-Diabetes münden und schon im Vorfeld, oft Jahre und Jahrzehnte, bevor hier eine Diagnose gestellt wird, schwere Schäden zum Beispiel an unserem Herz-Kreislauf-System setzen. Für unser Gesundheitssystem, ja den Steuerzahler generell, rollt hier eine Kostenlawine, die alle bisherigen und auch künftigen Gesundheitsreformen von vornherein zum Scheitern verurteilt.

Verbieten, was Spaß macht?

Geradezu gebetsmühlenartig wird angesichts dieser Situation zunehmend von allen Seiten – zum Beispiel Krankenkassen, Ärzteverbän-
den und Gesundheitspolitikern – eine Verstärkung der Prävention
gefordert. Abwendung der Gesundheitsgefahren heißt dabei die
Devise und oberste Bürgerpflicht, wobei man vor allem auf Abschre-
ckung setzt. Bilder von vom Krebs zerfressenen Lungen mit entsprechenden Slogans auf Zigarettenpackungen irritieren aber den echten
Raucher nicht allzu sehr: »Schaut her, so mutig bin ich«, verkündet er
seiner Umwelt und suggeriert sich das auch selbst. Ähnlich wie die
Anti-Raucher-Kampagnen läuft so etwa auch eine Anti-Alkohol- und
Anti-Süßigkeiten-Aufklärung weitgehend ins Leere.

Was folglich kein Wunder ist: Millionen von Bürgern gehen so der Prävention lieber aus dem Wege. Gesundheitsbewusst zu leben scheint
zu heißen: Was Spaß macht, ist verboten. Da fruchten auch alle
Strafandrohungen hinsichtlich von Folgeerkrankungen bzw. Spätfol-
gen nichts, diese schiebt man weit von sich. Angst ist ein schlechter
Lehrmeister, die eine defensive Prävention – die auf Vermeidung ver-
meintlicher Gefahren gerichtet ist – zum Scheitern verurteilt.

Falsch, denn das aktive Leben macht uns gesünder

Kein Zweifel: Ein antiquiertes Präventionskonzept, das leider auch in
Fachkreisen immer noch en vogue ist, hat die Gesundheitsvorsorge
in die Sackgasse geführt. Risikofaktoren aus dem Wege zu gehen und
Schadensbegrenzung zu betreiben, so lauten hier die Anliegen. Der
»Sack und die Mäuse« von Wilhelm Busch kommen einem da in den
Sinn, wobei uns das Risikofaktorenmodell lehren will, dass die einzel-
nen Risiken bzw. Noxen unsere Ressourcen ähnlich den fressenden
Mäusen immer mehr erschöpfen, bis das Korn im Sack zur Neige
geht. Das aber ist viel zu dürftiges Einbahnstraßendenken und schon
vom Ansatz her unzureichend bzw. nur die eine Seite der Medaille.
Die offensive Prävention, mehr Gesundheit durch – wohldosierte –
Stressfaktoren und Belastung bzw. ein insgesamt aktives Leben im
Sinne ausgewogener An- und Entspannung, wird dagegen weitgehend vernachlässigt. Kein Zweifel aber, das besagt die Logik funktionellen Denkens, dass die großen Gesundheitsprobleme unserer Zeit
vorwiegend auf der Couch, beim entstressten Leben, entstehen.

Unser Organismus ist doch keine Maschine!

Die Ursachen für die Misere? Schon vor rund 200 Jahren, zu Beginn des 19. Jahrhunderts, entwickelte sich unter dem Einfluss naturwissenschaftlichen Denkens ein Verständnis von Gesundheit und Krankheit, das nach Faltermaier als biomedizinisches Krankheitsmodell bezeichnet wird. Dieses sieht den Organismus als komplizierte Maschine, die es intakt zu halten gilt. Noch heute ist diese auf dem mechanistischen Weltbild der Aufklärung beruhende, wissenschaftlich längst überholte Vorstellung in der Medizin höchst lebendig – mit fatalen Folgen.

WHO: »Gesundheit ist Zustand des funktionellen Optimums.«

Aber auch laut der WHO ist Gesundheit nicht allein das Freisein von Krankheit und Gebrechen bzw. basiert nicht nur im Wesentlichen auf der Vermeidung von Gesundheitsrisiken. In ihrer Neufassung der Gesundheitsdefinition legt die Weltgesundheitsorganisation nämlich besonderen Wert darauf, dass Gesundheit auch Bedeutung für die Realisierung von Lebenszielen und der Ausschöpfung potenzieller Lebenszeit hat und somit auch der Zustand des funktionellen (!) Optimums eines Individuums gegenüber seiner gesellschaftlichen und natürlichen Umwelt ist.

Neufassung der Gesundheitsdefinition der WHO

Gesundheit ist ein Zustand vollständigen körperlichen, geistigen und sozialen Wohlbefindens und nicht allein das Freisein von Krankheit und Gebrechen.

Weiter hat Gesundheit Bedeutung für die Realisierung von Lebenszielen und der Ausschöpfung potenzieller Lebenszeit und ist somit auch der Zustand des funktionellen Optimums eines Individuums gegenüber der gesellschaftlichen und natürlichen Umwelt.

Risikofaktorenmodell »Stress frisst Gesundheit«

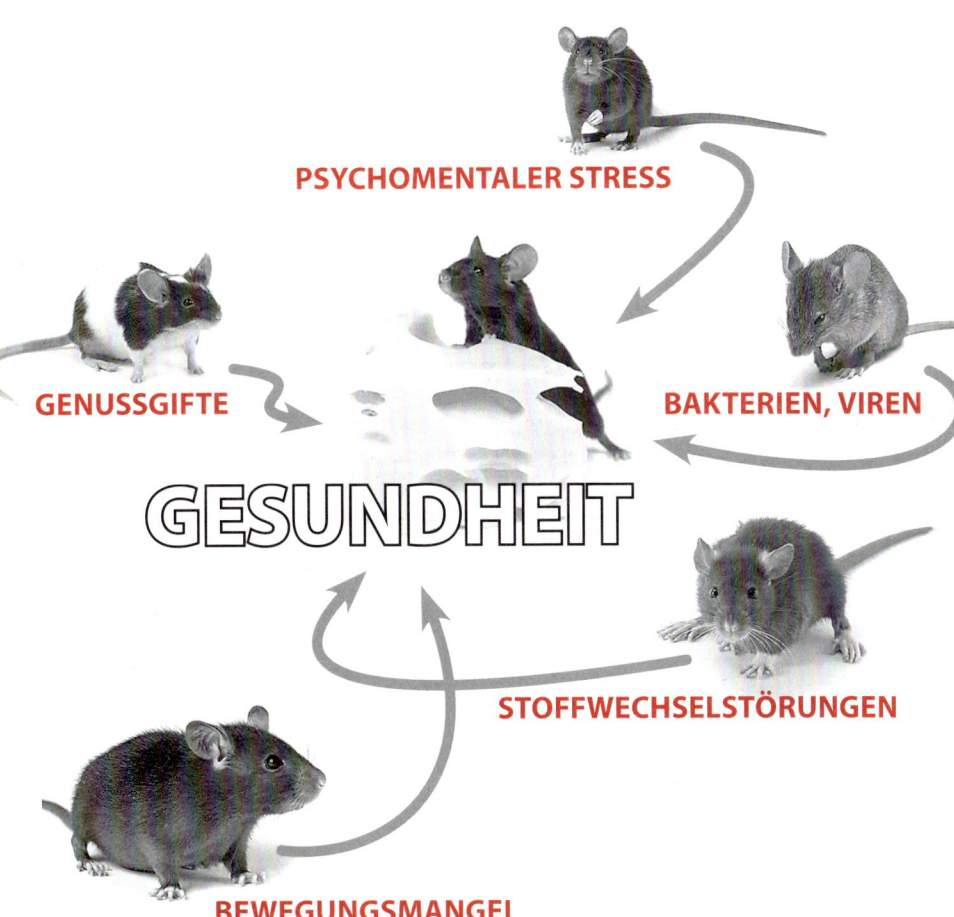

PSYCHOMENTALER STRESS

GENUSSGIFTE

BAKTERIEN, VIREN

GESUNDHEIT

STOFFWECHSELSTÖRUNGEN

BEWEGUNGSMANGEL

Siehe auch Kapitel »Risikofaktorenmedizin – ein Auslaufmodell!«
ab Seite 40

Schmilzt Gelenk- knorpel weg wie beim Reifen der Gummi?

Der Orthopäde als Mechaniker

Bewegungsapparat ist eine gängige, gleichwohl entlarvende Bezeichnung in der Orthopädie. Auf keinem anderen Gebiet der Medizin spielen die Biomechanik und mit ihr ein mechanistisches Weltbild des Menschen noch eine so große Rolle wie hier. So genannte Abnutzungs- und Alterungsprozesse schreiten gemäß dieser Auffassung voran, etwa wenn es im Knie zwickt und schmerzt oder die Wirbelsäule auf einmal Mucken macht. Hier schlägt die große Stunde einer Reparaturmedizin, die mit Spritzen Schäden zu begrenzen versucht und dem Patienten, damit es nicht noch schlimmer wird, dringend zur Minimierung von Belastungen rät. »Man wird nicht jünger«, seufzt dieser, und verkriecht sich auf der Couch. Damit aber erweist er gerade seinen Gelenken einen Bärendienst. Der Gelenkknorpel nämlich, dieser dämpfende stoßschluckende Puffer zwischen den Gelenkflächen, leidet in Ruhe. Seine Bausteine, die Knorpelgrundsubstanz, werden nur über die Belastung – den Bewegungsstress – mit lebensnotwendigen Nährstoffen versorgt. Die wohldosierten Aktivitäten sind es, die den Knorpel fit halten und Regenerationsprozesse begünstigen. So fördern gerade die Funktion und mit ihr der Knorpelabrieb die Bildung von frischem, funktionsfähigem Knorpelgewebe. Das gilt übrigens auch für die Bänder: »Kniebänder, die gefordert werden, halten länger«, wird Professor Dr. Peter Hertel vom Martin-Luther-Krankenhaus Berlin in der Apotheken Umschau zitiert.

Misstrauen Sie diesen »Fachleuten« ...

Völlig abwegig ist es daher, etwa das mechanistische Verschleiß-modell des Autoreifens mit dem Menschen, seiner potenziellen Bewegungsfähigkeit, Flexibilität und Koordination bis ins hohe und höchste Alter in Analogie zu bringen. Der Pneu verliert mit der Lauf-leistung stetig an Profil, am Ende des Gummiabriebs steht die Glat-zenbildung. Auch bei schonendster Fahrweise setzen die absolvier-ten Kilometer ein Limit, das beim allzu rasanten bzw. riskanten Fahrer allerdings viel früher erreicht wird. Beim Menschen dagegen ist die Korrelation zwischen Knochen- und Knorpelbeschaffenheit und seinen Aktivitäten bzw. der Bewegungsfreudigkeit eher umgekehrt: Ruhe und Schonhaltung fördern den Verschleiß, nicht die ausgewo-gene Beanspruchung.

Diese setzt die notwendigen Schlüsselreize zur stetigen Regene-ration, wobei auch die Muskeln gestärkt werden, die zum Beispiel unsere Wirbelsäule entscheidend stützen.

Natürlich kann dieses Gleichgewicht vor allem durch Verletzungen schwer außer Lot geraten, natürlich muss zum Beispiel ein gebroche-ner Knochen in der Regel vorübergehend geschont werden. Funkti-onelles Denken und Handeln hat nach heutigem Kenntnisstand aber immer den Vorrang, so lange das geht bzw. so früh das nach einer Verletzung auch immer möglich ist. Misstrauen Sie daher den »Fach-leuten« bzw. auch selbsternannten Experten, die das anders sehen bzw. Ihnen Ratschläge wie vom Reifenhändler geben!

Jeder Zweite vergebens unterm Messer

Rund 50 Prozent der orthopädischen Operationen sind unnötig bzw. bringen nicht den erwünschten Erfolg, konstatiert Dr. Jürgen Apel. Der Orthopäde und Sportarzt aus Tutzing propagiert bei seinen Pati-enten Bewegung, Bewegung und nochmals Bewegung als Therapeu-tikum Nr. 1. Sicher, die Ergebnisse zum Beispiel einer Punkt-, Knie-, Hüft- und auch Schultergelenksendoprothetik werden immer besser, sowohl was die Beweglichkeit als auch Haltbarkeit betrifft. Ein ent-sprechender operativer Eingriff, zumal er auch immer seine Tücken hat, sollte aber nach wie vor dem »point of no return« des Gelenk-schadens vorbehalten bleiben: Also dem Punkt, bei dem die struktu-rellen Läsionen an Knorpel und Knochen so weit fortgeschritten sind, dass alle Möglichkeiten der konservativen, funktionell aufbauenden

Therapie zum Scheitern verurteilt sind. Aber auch bei Rückenschmerzen greifen Ärzte viel zu schnell zum Skalpell, berichtete Autor Burkhardt Röber in dem bereits erwähnten Artikel in der Apotheken Umschau: Dies mit Berufung auf die Deutsche Gesellschaft für Orthopädie und Orthopädische Chirurgie sowie die Deutsche Gesellschaft für Unfallchirurgie.

Bandscheiben-OP mit tückischen Folgen

»In Deutschland wird extrem häufig an der Bandscheibe operiert und meiner Meinung nach auch wesentlich zu schnell«, bestätigte der Bonner Schmerztherapeut Dr. Michael Küster im WDR-Fernsehen. Erfolge der Eingriff ausschließlich aufgrund der Schmerzen an der Bandscheibe, ohne dass Lähmungen oder Gefühlsstörungen oder ein Verlust der Blasenfunktion vorlägen, müsse dieser sicherlich ganz kritisch hinterfragt werden. Küsters Begründung: Nicht selten wird durch die Operation ein wahrer Teufelskreis an Schmerzen induziert, indem im Rahmen der Heilungsphase nach Operation im Gebiet des ehemaligen Bandscheibenvorfalls eine Narbe entsteht. Diese drückt jetzt, wie die Bandscheibe vorher, auf den Nerv. Sie lässt sich nicht einfach wegoperieren, weil da, wo die Narbe ist bzw. war, gerne wieder eine neue entsteht. Die Frage ist doch immer, womit dem Patienten langfristig mehr geholfen ist: So ein Bandscheibenvorfall bildet sich unter entsprechender Schmerztherapie häufig spontan zurück, und der gezielte, für manchen sicherlich nicht leichte Muskelaufbau, ein funktionell gestärktes Muskelkorsett, wirkt gerade am Rücken hinsichtlich der Vermeidung von Beschwerden bzw. von deren Rückfällen oft wahre Wunder.

Also: Übungsstress statt Ruhe und Schonhaltung in der orthopädischen Prävention und Rehabilitation, das erspart unterm Strich so manche Pein! Hoffnung und Hilfe liegen nur hier, in der ganzheitlich orientierten, aktiven Vorsorge und Therapie. Ganz in diese Richtung weisen auch die Ergebnisse einer Analyse der Cochrane-Studiengruppe, dem Goldstandard in der wissenschaftlichen Medizin, durch Van Tulder: Demnach zeigt auch die Wirksamkeit konservativer Behandlungsmaßnahmen der Schulmedizin bei akutem und chronischem Rückenschmerz bislang oft nur mäßige Evidenz. Entscheidend ändern wird sich das erst dann, wenn man hier eines Tages das mechanistische Bild vom Menschen abzulegen versteht.

Osteoporose: Auf Medikamente vertrauen?

Poröse Knochen, die Osteoporose, sind ein Krankheitsbild, das mit zunehmender Überalterung der Bevölkerung geradezu boomt. Es handelt sich hier um eine systemische Skeletterkrankung, die durch eine unzureichende Knochenfestigkeit und eine Verschlechterung der Mikroarchitektur des Knochens, im Bereich der Knochentrabekel, charakterisiert ist.

Die Wahrscheinlichkeit, im Laufe des Lebens eine osteoporose-bedingte Wirbelkörperfraktur zu erleiden, beträgt für Frauen rund 30 Prozent, von denen 20 Prozent innerhalb eines Jahres mit einer Folgefraktur rechnen müssen. Diagnostisch scheint hier viel verschleppt zu werden, denn gemäß einer Studie von Lindsay werden bei zwei Drittel der betroffenen Patientinnen Wirbelkörperbrüche überhaupt nicht erkannt.

Bisphosphonate heißen die neuen Wundermittel der Medizin, die den Knochen retten und vor Frakturen schützen sollen. Für die Pharmaindustrie eröffnete sich hier mit Substanzen wie Alendronat, Etidronat, Ibandronat, Pamidronat, Risedronat und Zoledronat ein Milliardenmarkt. So empfiehlt der Dachverband osteologischer Gesellschaften (DVO) in seinen Konsensus-Leitlinien zur Osteoporose (Pfeilschifter et al.) eine Behandlung mit diesen Medikamenten über mindestens drei bis fünf Jahre.

Diese sollen helfen, den Knochenstoffwechsel wieder ins Lot zu bringen, der durch permanenten Abbau und Aufbau im Sinne eines stetigen Remodelling geprägt ist. Osteoblasten genannte Zellen sind für den Knochenaufbau zuständig, Osteoklasten für den Abbau von alter, schadhafter Knochensubstanz. Letztere hinwiederum stehen unter der Regie von Zellen, die als Osteozyten bezeichnet werden.

Wie am Beispiel des Bisphophonats Alendronat deutlich wird, erhöhen diese Pharmaka zwar nachweisbar die Knochendichte. Das eigentliche Therapieziel, die Verhütung von Knochenbrüchen, wird damit aber nicht unbedingt erreicht, wie unter anderem aus einer im New England Journal of Medicine von H. Bone et al. publizierten 10-Jahres-Erfahrungsstudie mit dieser Substanz bei Frauen nach den Wechseljahren hervorging.

Knochennekrosen: Die Wirkung wird zur Nebenwirkung!

Mit der Dichte des Knochens erhöht sich nämlich nicht automatisch dessen Stabilität, die von der Güte des dreidimensionalen Knochengerüsts bzw. des trabekulären Knochens abhängt. Wächst Knochen eher am Außenrand an, Fachleute nennen das den kortikalen Knochen, dient das trügerischerweise nicht unbedingt der Qualität.

Hier und in einer einseitigen Hemmung der Osteoklastenaktivität scheint ein Pferdefuß der Bisphosphonate zu liegen. Unabhängige Wissenschaftler schlagen diesbezüglich schon seit Jahren Alarm, wobei vor allem auf die Arbeit von Stephan Schwarz vom Pathologischen Institut des Universitätsklinikums Erlangen hingewiesen werden soll. Es geht um das gehäufte Auftreten von Osteonekrosen im Kieferbereich, also um das Absterben von Knochengewebe in diesem Bereich bei Patientinnen und Patienten, die aus verschiedenen Anlässen, zum Beispiel auch im Rahmen einer Tumorbehandlung, unter Bisphosphonattherapie standen. Erstbeschreibungen der bisphosponatinduzierten Osteonekrose erfolgten durch die Arbeitsgruppen um Wang und Marx bereits im Jahre 2003, seitdem häufen sich entsprechende Berichte und Publikationen mit dem zunehmend breiteren Einsatz entsprechender Substanzen geradezu exponentiell. Eine wachsende Epidemie an Komplikationen stellt die US-Studiengruppe um Wilkinson anheim, die in einer Vergleichsuntersuchung an 14.000 mit Bisphosphonaten therapierten Tumorpatienten gegenüber 28.000 unbehandelten Kontrollen ein dreifach erhöhtes relatives Risiko für notwendige Kiefereingriffe und ein gar um das zwölffache erhöhtes relatives Risiko für schwere Knochenentzündungen am Kiefer vorfand. Die Wirkung wird zur Nebenwirkung, konstatiert der Pathologe Schwarz, denn die Osteoklastenhemmung unter Bisphosphonattherapie verhindert eben auch den Abbau schadhafter, unter Umständen entzündlicher Knochensubstanz und kann somit gerade Problempatienten Schwierigkeiten bereiten.

Wenn aus dem intakten Kniegelenk ein stark arthrotisches wird, so hat das ganz andere Ursachen als die Glatzenbildung beim abgefahrenen, nahezu profillosen Reifen: Das mechanistische Verschleißmodell gilt für den Menschen nicht!

Übungsstress ist bester Wachstumsreiz

Unphysiologische Eingriffe in komplizierte Regelkreise haben ihren Preis, wie dieses Beispiel bestätigt. Bestes Stimulans für ein gutes Knochenremodelling bis ins hohe Alter mit einer ausgewogenen Osteoklasten- und Osteoblastenaktivität ist der Übungs- bzw. Bewegungsstress, denn auch für Knochen ist die stetige Beanspruchung der beste Wachstumsreiz und Stabilitätsgarant. Je höher das Knochenkonto ist, das man sich in jungen Jahren als aktiver Mensch durch den Aufbau eines stabilen Knochengerüsts zulegt, desto mehr zehrt man in späteren Jahren davon. Mit den Jahren gilt es, gerade den trabekulären Knochen vor dem Ausdünnen und damit vor einem Schicksal zu bewahren, in das ihn die Schonhaltung sicher treiben würde.

Dass sich auch noch im höheren Alter durch Übung von Kraft, Elastizität und Ausdauer das Osteoporose- und vor allem auch Sturz- und Frakturrisiko ganz erheblich senken lässt, dafür gibt es zahlreiche wissenschaftliche Belege. Dies sogar mit relativ geringem Aufwand, wie die Arbeitsgruppe um E. Gregg aus den USA schon vor Jahren mittels einer großen Langzeitstudie nachwies. Frauen über 65 Jahre, die regelmäßig pro Woche über jeweils nur rund zwei Stunden gezielte Übungseinheiten aufnahmen, wiesen in der Folge eine um 36 Prozent geringere Rate an Hüftgelenksbrüchen auf als die Probandinnen einer Vergleichsgruppe. Es erscheint daher nur schwer verständlich, wenn im Rahmen von Gesundheitsreformen gerade die aktive Seite der Prävention und Therapie, etwa in Form gezielter krankengymnastischer Maßnahmen, abgebaut wird.

Mit blitzblanken Gelenken

Den Weltrekord im zehnfachen Ironman holte eine Frau!

Es mutet wie ein modernes Märchen an: Vor vielen Jahren, 1979, schickte ein als Ausdauerfreak bekannter Professor der Kölner Universitätsklinik eine seiner damaligen Assistentinnen auf die Laufstrecke. Das solle ihr helfen, sich das Rauchen abzugewöhnen. Nicht nur dieses Ziel wurde erreicht, sondern in der Folge auch so manche Weltmeisterschaft und so mancher Weltrekord im Ultra-Ausdauer-Bereich. Dabei wurden kaum vorstellbare Strecken per pedes, im Wasser und auf dem Rad in Zeiten zurückgelegt, von denen der Normalbürger nur träumen kann. Der mag sich fragen, welcher gesundheitliche Preis für den jahrzehntelangen Triathlonstress bezahlt werden musste. Die Antwort mag auch für Orthopäden der alten Schule frappierend sein: Die Knochen, Gelenke und Bandscheiben dieser Ausnahmeathletin blieben bei all den Extrembelastungen nicht nur heil, sie sind, wie Untersuchungen im Kernspintomographen ergaben, sogar in einem ganz außergewöhnlich guten Zustand.

Schneller als jeder Mann

Wo liegen die Grenzen der menschlichen Belastungsfähigkeit? Astrid Benöhr aus Bergisch Gladbach, ehemals wissenschaftliche Assistentin im Institut für Immunbiologie bei Professor Dr. Gerhard Uhlenbruck, lotete das für sich persönlich im Triathlon auf Iroman-Distanzen aus: Nein, nicht etwa über die gewöhnlichen Strecken von 3,8 Kilometer Schwimmen, 180 Kilometer Radfahren und 42,2 Kilometer Laufen, sondern über die zehnfache Ironman-Distanz – an einem Stück, versteht sich! Für die 38 Kilometer im Wasser, 1.800 Kilometer auf dem Rad und 421,95 Kilometer zu Fuß benötigte die damals 41-Jährige genau sieben Tage, 19 Stunden (187 Stunden), 18 Minuten und 37 Sekunden. Das war absoluter Weltrekord, denn sie unterbot die bis dato gültige Bestzeit des Franzosen Fabrice Lucas um fast fünf Stunden. Auch beim fünffachen Ironman war Benöhr mit knapp über drei Tagen und zwei Stunden (74 Stunden) mehr als zwei Stunden schneller als jeder Mann.

»Im vierten Stock ging mir früher die Puste aus«

Zurzeit hält die mittlerweile 50-jährige Mutter dreier Kinder die Weltrekorde über die zweifachen, dreifachen, vierfachen und fünffachen Ironman-Strecken. Allein von 1984 bis zum Jahre 2000 hat die ehemalige Kettenraucherin, »30 Stück am Tag, im vierten Stock ging mir damals die Puste aus«, fast 300.000 Kilometer in Training und Wettkampf zurückgelegt, wie eine Hochrechnung aufgrund der in diesem Zeitraum in offiziellen Veranstaltungen absolvierten 124 Ironman-Distanzen ergibt.

Krank durch Belastung, in diesem Fall der extremsten Art!? Davon kann in diesem Fall nicht die Rede sein, ganz im Gegenteil. Sie habe wohl die richtige Dosis zwischen Belastung und Regeneration gefunden, äußert Astrid Benöhr, darum sei sie im Grunde nie verletzt gewesen. Triathlon ist aus ihrer Sicht ein den Körper harmonisierender Sport, der insgesamt ausgewogene Stressoren setzt.

Heute: Erholung und Selbsterfahrung unter Extrembelastung

Gerade beim Ultratriathlon findet die Athletin nach eigenem Bekunden Erholung und Selbsterfahrung. Extrembelastungen helfen ihr, wie sie weiter versichert, viele Dinge zu verarbeiten und den Alltag hinter sich lassen. Das mag schwer nachzuvollziehen sein und sogar etwas verrückt klingen, vor allem für im Ausdauersport kaum oder nicht Versierte wird aber durch objektive Testergebnisse und Untersuchungsbefunde gestützt. Der Powerfrau wurden nicht nur bei entsprechenden Check-ups an der Sporthochschule Köln extreme Leistungswerte bescheinigt, sie ist auch kerngesund. Das Risikofaktorenprofil der Exkettenraucherin mit damals schwacher Kondition, zum Beispiel hinsichtlich von Herz-Kreislauf-Erkrankungen, zeigte im Laufe der jahrzehntelangen Karriere im extremen Leistungssport stetig bessere, optimierte Werte.

Gelenke und Bandscheiben: Von Abnutzung keine Spur

Aber: Wie sehen die Gelenke dieser Frau aus, müssen die nicht angesichts von Hunderttausenden absolvierter Kilometer bei zudem oft sehr dichter Wettkampfabfolge völlig verschlissen sein? Hält so etwas der menschliche Bewegungsapparat überhaupt aus? Die medizinischen Untersuchungsergebnisse im modernen Kernspintomographen nach 15 Jahren Triathlon auf höchstem Niveau zeigten: Von Abnutzung keine Spur, ganz im Gegenteil! Es fanden sich nämlich

- · geradezu jungfräuliche Menisken (Gelenkpuffer) und Knorpelauflagen in Knien und Hüftgelenken sowie

- · völlig normale Bandscheiben, die von einem eher verstärkten Faserring umgeben und daher äußerst stabil waren.

Durch gezielten Aufbau zum funktionellen Optimum

Fazit: Das Beispiel Astrid Benöhrs, der Inkarnation des Extremsports, lässt sich sicher nicht verallgemeinern. Das Leben dieser Frau, die ihre individuellen Leistungsgrenzen wie keine andere ausgelotet hat und damit auch ihrem außergewöhnlichen Talent auf die Spur kam, hätte auch ganz anders verlaufen können: Das zeigt ihr Blick zurück auf eine Zeit, in der sie zwar viel jünger, aufgrund ihrer Lebensweise aber Probleme mit der Puste hatte. Stattdessen hat sie sich, ab dem Wendepunkt ihres Lebens, gezielt aufgebaut und am eigenen Körper erfahren, wie Training anschlägt, wie der Organismus reagiert. Die Botschaft aufgrund ihrer Selbsterfahrung: Der Zustand des funktionellen Optimums des Organismus lässt sich nicht durch Schonhaltung und Reizentzug erreichen, er ist der Lohn eines aktiven Lebens voller positiver Stimuli bzw. Stressoren.

Von 1984 bis 2000 absolvierte Astrid Benöhr 124 Ironman-Distanzen im Wettkampf!

Wettkampfkilometer		Trainingskilometer, hochgerechnet		
Schwimmen:	471 km	Schwimmen:	1.884 km	Faktor 4
Radfahren:	22.320 km	Radfahren:	223.200 km	Faktor 10
Laufen:	5.233 km	Laufen:	26.164 km	Faktor 5
		Gesamt:	**296.359 km**	

STRESS

»Jeder Infekt trainiert das
Immunsystem. An die Stelle des Infekts
setzen wir den Ausdauersport.«

— *Gerhard Uhlenbruck*

Unser stresshungriger Organismus

Wunderwerk der Selbsterneuerung

Der Mensch ist kein Wunderwerk der Technik, sondern ein Wunderwerk der Natur. Er ist keine Maschine und verhält sich in puncto Leistung und Lebensdauer diametral etwa zum Kraftfahrzeug: Letzteres leidet unter fulminantem Wertverlust bzw. ist eher kaputt, je mehr Kilometer es auf dem Buckel hat. Für den Homo sapiens aber gelten die Slogans, dass er als Langläufer länger lebt (LLL) und eher rostet, wenn er rastet. Das Geheimnis dabei liegt beim lebenden Organismus in der stetigen Selbsterneuerung und Reparation. Anders wäre angesichts der zahlreichen und teils intensiven Schädigungen, die täglich auf unseren Körper einwirken, die erstaunliche Stabilität des Systems Mensch über lange Zeit nicht zu erklären.

Herz allen High-Tech-Pumpen überlegen

So reicht selbst eine High-Tech-Pumpe, wie die für leistungsgesteigerte, emissionsoptimierte Pkw-Dieselmotoren mit Direkteinspritzung kreierte VP 44 von Bosch, an die Pumpe in unserem Organismus nicht heran: Bei insgesamt rund drei Milliarden Schlägen lässt unser Herzmuskel im Laufe eines langen Lebens etwa 210 Millionen Liter Blut in unserem Kreislauf fließen, während es die Bosch-Pumpe bei normalem Verschleiß auf eine Fördermenge von »nur« rund 80.000 Litern bringt.

Damit liegt die Förderleistung des Herzens gegenüber der Bosch-Pumpe, die ihm hinsichtlich Konstruktion und Material weit überlegen ist, fast um das 3.000-fache höher! Nicht nur das: Mit jedem (!) seiner Schläge versorgt unser Herz Billiarden Zellen mit Sauerstoff und Energie, wobei das Blut in ein ungemein verästeltes Adernetz bis hin zu den feinsten Kapillaren in den Muskeln und inneren Organen verteilt wird: Dieses Netz misst rund 100.000 Kilometer, was einer Strecke von circa dem zweieinhalbfachen Erdumfang entspricht, die – Schlag für Schlag – von Blut durchströmt wird!

Turnover von unfassbarer Frequenz

Genug der Wunder? Wirklich unfassbar für unseren gesunden Menschenverstand wird es, wenn der sich mit dem Turnover der Proteine im Organismus beschäftigt (K. Pirlet). Unsere rund 50 Billionen Körperzellen enthalten circa fünf bis zehn Milliarden Proteinmoleküle (Eiweißmoleküle). Deren Lebensdauer beträgt nur etwa zwei Tage, wobei der ständige Austausch von Proteinen nicht zufällig erfolgt, sondern System hat: Alte, untaugliche Proteine werden bevorzugt abgebaut und durch neue, strukturintakte, funktionstüchtige Eiweißmoleküle ersetzt. Dadurch halten die Zellen, gesteuert über die Belastung bzw. den Selektionsdruck, ihren Proteinbestand auf höchstem Leistungsniveau. Pro Sekunde werden so rund 500 Billiarden funktionsuntüchtige Proteine von unserem Organismus erkannt, gezielt abgebaut und durch neue ersetzt: Das sind so viel Eiweißmoleküle, wie Sekunden seit dem Urknall vor 15 Milliarden Jahren vergangen sind!

Turnover im Organismus

50 Billionen (10^9) Zellen enthalten fünf bis zehn Milliarden (10^8) Proteinmoleküle (Eiweißmoleküle).

Die Proteinmoleküle haben eine Lebensdauer von ca. zwei Tagen. In dieser Zeit altern sie (Funktionseinbußen durch Schädigung).

Funktionsuntüchtige Proteine werden erkannt, gezielt abgebaut und durch neue ersetzt: 500 Billiarden (10^{17}) Moleküle pro Sekunde.

Das sind so viel Eiweißmoleküle, wie Sekunden seit dem Urknall vor 15 Milliarden Jahren vergangen sind.

Der Erneuerungsprozess wird über die Belastung gesteuert (Belastung = Verstärkung der Erneuerung).

Quelle: K. Pirlet: Die Heilkraft unserer Natur – natürliche Selektion im Turnover der Proteine. Forsch.Kongress med. klass. Naturheilkunde 2003; 10: 262–268

Auch unser Gehirn erneuert sich ständig

Παντα ρει – alles fließt bzw. man steigt niemals in denselben Fluss: Unser Organismus ist Paradebeispiel für die Gültigkeit dieser altgriechischen Weisheit, die auch am Turnover unserer Organe abzulesen ist. In rund 24 Stunden tauscht unsere Bauchspeicheldrüse nahezu alle ihre Zellen aus, die Magenschleimhaut erneuert sich in circa drei Tagen komplett. Unsere Haut ist in der Lage, pro Minute rund 100.000 Zellen zu ersetzen, und selbst unser Gehirn weist innerhalb von nur einem Monat zu rund 98 Prozent neue Proteine auf. Last but not least werden selbst unsere Knochen ständig durch Osteoblasten auf- und durch Osteoklasten abgebaut, wobei auch dieser Prozess über die Belastung, dem Verstärker der Selbsterneuerung, gesteuert bzw. günstig beeinflusst wird.

Leber verfettet weit früher als bislang vermutet

Jede Belastung bedeutet aber immer auch eine leichte Schädigung des Organismus. Ähnlich dem Turnover der Proteine durch verstärkten Selektionsdruck auf zellulärer Ebene wird durch gezielte, dosierte Gewebsläsionen der Austausch alter, funktionsgeminderter gegen neue, leistungsfähigere Strukturelemente beschleunigt. Umgekehrt, bei stetiger Unterforderung, sammeln sich mehr und mehr Stoffwechselschlacken an, Austausch und Regeneration unterbleiben. Im besonderen Maße betrifft das auch unser Herz. Weil es ein Muskel ist, baut es im stetigen Schongang unweigerlich ab, ja es kann regelrecht verfetten. Normale Herzmuskelzellen (Myozyten) werden durch triglyzeridhaltige Fettzellen ersetzt, wie man bei Patienten mit Stoffwechselentgleisungen aufgrund von Übergewicht und Bewegungsmangel bereits in einem sehr frühen Stadium nachgewiesen hat.

Kleine Schäden machen uns stark

Leistungsverbesserungen durch Training beruhen zum Teil auf einer gezielten, dosierten Schädigung des Gewebes, wodurch der Austausch alter funktionsgeminderter gegen neue leistungsfähigere Strukturelemente beschleunigt wird.

Auf zellulärer Ebene wird der Turnover der Proteine durch verstärkten Selektionsdruck erhöht.

Weit eher noch als unsere Muskeln bzw. auch unser Bauch aber verfettet die Leber, wie Wissenschaftler am Tübinger Universitätsklinikum erst kürzlich unter Einsatz eines modernen bildgebenden Verfahrens, der Kernspintomographie, aufzeigen konnten (N. Stefan et al.): Damit gelang der Nachweis einer beginnenden Fettleber bereits in einem Stadium, in dem bislang zum Beispiel auch mittels Ultraschall noch keinerlei Auffälligkeiten nachweisbar waren.

An dieser Schraube tagtäglich drehen

Die stetigen, intensiven Erneuerungsprozesse zeigen einerseits die Grenzen jeglicher Diagnostik auf, auch wenn diese unter Einsatz modernster Mittel erfolgt: Selbst wenn wir uns tagtäglich etwa in die Kernspinröhre legen würden, absolute Sicherheit gibt es im Leben nicht: Das trifft nicht nur in extremem Maße etwa auf Börse und Banker, sondern eben auch auf unsere Gesundheit zu. Ganz im Gegenteil ist die Unsicherheit der Sicherheit gängiges Lebensprinzip, wie W. Seifritz bereits 1983 in der Neuen Züricher Zeitung hervorhob.

So scheint auch die ängstliche Vermeidung von körperlichen Schädigungen keineswegs eine erfolgreiche Gesundheitsstrategie zu sein: Lebenserfahrung ist, dass zum Beispiel der ängstliche Hypochonder immer als erster die Grippe bekommt. Andererseits können wir, als riesige, tagtägliche Chance, an der Schraube Gesundheit und der Qualität der Erneuerungsprozesse jederzeit zu unserem Besten drehen und zwar vor allem durch einen vernünftigen, wohlausgewogenen und keinesfalls entstressten Lebensstil. Schon der große Grieche Plato wusste vor nunmehr fast 2.500 Jahren: Der sicherste Weg der Gesundheit ist es, jedem Menschen möglichst genau die erforderliche Dosis an Nahrung und Belastung zu verordnen, nicht zu viel und nicht zu wenig.

Herzklappe implantiert, die mitwächst

Aus der Tatsache, dass sich unsere Körpermaterie im Laufe des Lebens x-fach komplett austauscht, folgt im Übrigen, dass sich der Mensch nicht durch die Materie definieren lässt, aus der er besteht: Das hat für unser Selbstkonzept erhebliche Konsequenzen. Weil wir von der Funktion und stetiger Erneuerung leben, war es auch ein großer Durchbruch in der klinischen Medizin, als im Oktober 2008 einem kleinen, vierjährigen Jungen namens David durch Professor Axel Haverik von der Medizinischen Hochschule Hannover eine

Herzklappe aus biologischem Material eingepflanzt werden konnte, die mitwächst und sich so der Entwicklung des Kindes bis zum Erwachsenen hin anpasst. So eine regenerationsfreudige Herzklappe unterliegt dann auch nicht dem normalen Verschleiß des Mechanischen, sondern einem Lebensrhythmus, in dem Unterforderungen, fehlende Reize ebenso vitalitätsmindernd sind wie Überforderungen durch mangelnde Regeneration.

Ein Leben in Watte gibt es nicht

So lange der Point of no return (Punkt ohne Wiederkehr) struktureller Veränderungen in unseren Blutgefäßen, Nerven und (lebens)wichtigen Organen nicht erreicht ist, sind wir ungeheuer anpassungs- und regenerationsfähig. Weil unsere Entgiftungs- und Reparatursysteme stetig trainiert werden wollen, führen fehlende Anforderungen zu einer labilen Situation: Unerwartet auftretende Belastungen können dann umso eher zu gefährlichen Störungen der Homöostase bzw. unseres Lebensgleichgewichts und damit in die Krankheit führen. Ein Leben in Watte (A. Falkenbach), das gibt es nicht.

Eine gängige Präventivmedizin tut gleichwohl aber so, als gäbe es das, und so betont sie die Sterilität und nicht die Eigenkompetenz und -verantwortung des Körpers. Gesundheit kann aber nur gestärkt werden, wenn wir die körpereigenen Regulationen und Regelkreise entsprechend ihrer Entfaltungsmöglichkeiten stetig trainieren.

Psycho- und Körperstress als Basis

So sind auch körperlicher und psychischer Stress, die Auseinandersetzung mit der physikalischen und sozialen Umwelt, wesentliche Grundlagen für die Ausbildung kompetenter Reaktionspotenziale. Erst dann nämlich, wenn das körpereigene Regulationsvermögen auf Schlüsselreize des Wohlbefindens hin optimal eingestellt ist, wird sich wirkliche Gesundheit von Dauer einstellen.

STRESS

Unser Organismus erneuert sich ständig: Die Bauchspeicheldrüse ersetzt nahezu alle ihre Zellen in 24 Stunden, die Magenschleimhaut wird in ca. drei Tagen komplett erneuert, die Haut ersetzt pro Minute 100.000 Zellen, das Gehirn tauscht seine Eiweiße zu ca. 98 Prozent innerhalb eines Monats aus. Unsere Knochen werden ständig gleichzeitig auf- und abgebaut. Jede Belastung bedeutet immer auch Schädigung des Organismus.

Fitness ist keine Frage des Alters

Mit 90 aufs Matterhorn!

Muss man, was einer als 90-Jähriger körperlich schafft, in jungen Jahren spielend bewältigen? Was einer in derart hohem Alter vermag, kann doch nicht so anstrengend sein. Weit gefehlt! Schauen wir uns die Vita des Zermatter Bergführers Ulrich Inderbinen an, so kommen wir aus dem Staunen nicht mehr heraus. Statt sich im Sessel auszuruhen bzw. gar im Pflegeheim versorgen zu lassen, war der König der Alpen noch mit weit über 90 Jahren den ganzen Sommer in den Bergen unterwegs, um seinem Beruf nachzugehen. Als Greis bestieg er das 4.477 Meter hohe Matterhorn, das auch, so Pater Albert Ziegler in seiner Erzählung »Zermatt und sein Matterhorn«, auf der Normalroute immer eine ernste Angelegenheit und nichts für Wellnessjünger bzw. Eventakrobaten ist: Aufgrund der langen und anstrengenden Tour ist das Matterhorn bzw. der Monte Cervino, wie ihn die Italiener nennen, einer der schwierigsten Klassiker der Alpen.

70 Jahre lang ein sicherer Bergführer

Kindheit und Jugend des am 3. Dezember 1900 geborenen Inderbinen waren vom harten bergbäuerlichen Leben geprägt. Schon früh half er am Feld, hütete Kühe und Schafe und passte auf seine acht Geschwister auf. Für seinen Lebensunterhalt wurde ihm nichts geschenkt: unter anderem arbeitete er als Bauarbeiter, Schreiner und Elektriker. Die Bergführerschule absolvierte Inderbinen mit 25 Jahren, sieben Jahrzehnte, bis zum Alter von 95, übte er diesen Beruf voller Verantwortung aus, wobei er, trainiert und höhengewohnt, Woche für Woche auf einen 4.000er ging. Noch mit 85 Jahren hatte er Touristen auf den höchsten Berg Europas, den Mont Blanc, mit seinen rund 4.800 Metern, geführt. 371-mal stand Inderbinen im Laufe seines

Lebens auf dem Gipfel des Matterhorns, zuerst mit 21 Jahren, zuletzt am 14. Juli 1990: Das war wenige Monate vor seinem 90. Geburtstag im Rahmen der 125-Jahr-Feier der Erstbesteigung des Monte Cervino, was international große Beachtung fand. Gefragt, ob er Angst vor dem Sterben habe, antwortete der Hochbetagte in seinem ihm eigenen, hintergründigen Humor:»Eigentlich nicht. Wenn ich mir so die Todesanzeigen in der Zeitung anschaue, dann sehe ich ja fast nie einen von meinem Jahrgang.«

Noch mit 92 den Kilimandscharo angepeilt

»Man muss am Ball bleiben, immer etwas tun, einigermaßen solide leben«, lautete das Lebensmotto und Fitnessrezept des Schweizer Bergheroen, wie Heidi Lanz und Liliane De Meester in ihrer Inderbinen-Biografie berichten. Eines harten körperlichen Trainings oder einer speziellen Diät bedurfte es nicht: Im Essen und Trinken sei er unkompliziert, aber maßvoll gewesen, ein gutes Glas Fendant habe er nie verachtet. Keiner einzigen Pharmafirma jedoch habe er den Gefallen getan, ihre Vitalpillen zu schlucken.

Noch im Alter von 92 Jahren wollte Inderbinen auf den Gipfel des Kilimandscharo im fernen Afrika, nur auf das entschiedene Veto seiner Familie hin verzichtete er.»Ich habe wirklich keine Ahnung, warum die alle dagegen waren«, so sein gespieltes Unverständnis ob der Besorgnis seiner Lieben. Zwölf Jahre später, im Alter von 104 Jahren, verstarb Ulrich Inderbinen nach einem glücklichen, erfüllten Leben, in dem er immer wieder optimale Stressakzente zu setzen wusste.

Das bequeme Leben reizte ihn nie

Der Zermatter baute seine Fähigkeiten von Kindheit an maßvoll auf, wusste sie im Wechselspiel zwischen zunehmend extremerer Belastung und Regeneration immer richtig einzuteilen und riskierte als verantwortungsvoller Bergführer, dem seine Klientel Leib und Leben anvertraute, nie zu viel. Stets im für ihn wohldosierten Training, wusste er die Beweglichkeit und Elastizität seiner Gelenke und die Kraft seines Herzmotors bzw. die Kapazität seiner Lungen bis ins höchste Alter auf einem Level zu halten, von dem die allermeisten von uns selbst in jungen Jahren nur träumen können. Die richtigen Schlüsselreize für Fitness und Gesundheit setzten ihm die Berge, die sicher nie bequem waren, aber, per aspera ad astra (Wer sich müht, erreicht die Sterne), Erfüllung brachten.

In memoriam Karl Unterkircher

Just beim Verfassen dieser Zeilen im Sommer 2008 ließen zahlreiche Alpinisten am Mont Blanc und am Matterhorn ihr Leben. Ob hier im Einzelfall ein überhöhtes Risiko oder das am Berg kaum oder nicht kalkulierbare Restrisiko (Hans Kammerlander) mit im Spiel waren: Inderbinen hatte das alles offenbar auch noch als Klettermethusalem, mit Klugheit und Instinkt, im Griff.

Ebenfalls 2008 stürzte der Südtiroler Extrembergsteiger Karl Unterkircher, einer der größten Kletterer unserer Zeit, auf einer noch nie begangenen Route an der berüchtigten Rakhiot-Wand des Nanga Parbat mit tödlichen Folgen ab. Zwei Tage vor seinem fatalen Unfall schrieb Unterkircher in sein Tagebuch: »Es ist der 13. Juli, ich liege in meinem Zelt und versuche ein Buch zu lesen. Aber ich kann mich nicht konzentrieren, denn wie besessen haftet der Gedanke an diese Wand, diese Rakhiot-Wand. Diese verwunschene, zerklüftete Eiswand mit den vielen Gletscherspalten. Sie liegt genau in der Mitte und hindert unseren Aufstieg. Als wir vor einem Monat am Basislager ankamen, hat mir die Rakhiot-Wand Furcht eingeflößt. Auf den Fotos hingegen möchte man meinen, dass sie aus der Märchenwelt stammt. Von Fairy Meadows aus gesehen ragt sie in voller Majestät für drei Kilometer gegen den Himmel zu ... Sicher verursacht diese Wand schon seit Jahrzehnten Angst und Zittern im ganzen Tal und fordert die Einheimischen zu Respekt und Heiligkeit auf. Diese trotzige Teufelswand lies mich schon am ersten Tag unserer Ankunft nicht in Ruhe, sie macht mich unschlüssig und skeptisch. Es ist wahrhaftig eine gefährliche Mission!« Und wenige Zeilen weiter: »Wie wir den Aufstieg wohl in Angriff nehmen werden, bleibt wohl ein Rätsel ... In meinem Verantwortungsbewusstsein empfinde ich so etwas wie Furcht ... Das Beste, um sicher zu gehen und Unvorhergesehenes zu verhindern, wäre natürlich, von diesem Projekt auszusteigen ...«

Der Mut, die eigenen Träume zu leben ...

Er und seine später geretteten Kameraden Walter Nones und Simon Kehrer taten es nicht. Ganz anders als Urich Inderbinen suchten sie im Rahmen immer extremerer Herausforderungen auch die ultimativen Risiken mit Schlüsselreizen für das Wohlbefinden der extremsten An- und Entspannung, die bei vielen Normalsterblichen wohl den Reflex völligen Unverständnisses auslösen. Anders sieht das Silke Unterkircher, die Ehefrau des im Himalaya Verunglückten: »Karl lebte ein etwas anderes Leben, auch deshalb habe ich ihn geliebt, genau wie seinen Mut, die eigenen Träume zu leben, seine Willensstärke und die Ruhe, die er ausstrahlte. Mit seinen 38 Jahren hat Karl ein außergewöhnlich bewegtes und intensives Leben gelebt, ich bin dankbar dafür, dass ich mit ihm fast zwölf Jahre Glück und Leid teilen durfte.«

Salutogenese: Gesundheit suchen statt Krankheiten meiden!

Die große Chance moderner Medizin

In den letzten 150 Jahren hat sich die Schulmedizin in Forschung und Lehre schwerpunktmäßig um die Aufklärung der Pathogenese (altgriechisch: Pathos, das Leid und Genesis, die Entstehung) von Krankheiten gekümmert, also darauf, wie sich diese entwickeln bzw. worauf sie zurückzuführen sind. Trotz der zweifellos großen Fortschritte auf diesem Gebiet war das eine allzu einseitige Sicht, die griffige Präventionsstrategien eher behinderte. Denn: Mit der Salutogenese (lateinisch: Salus, Unverletztheit, Heil, Glück), die sich mit dem Entstehen bzw. der gezielten Förderung der Gesundheit beschäftigt, blieb ein außerordentlich wichtiger Zweig der Medizin weitgehend auf der Strecke. Dabei hat, historisch betrachtet, ärztliches Denken und Handeln im Sinne der Salutogenese eine große Tradition, die eine moderne Medizin nicht vernachlässigen sollte: Zum Beispiel befasst sich das grundlegende Werk des Hippokrates, die Diaiteia, schwerpunktmäßig mit der richtigen Lebensweise zur Stärkung der Gesundheit, und in der alten chinesischen Medizin wurden die Ärzte für den Erhalt der Gesundheit bezahlt und nicht für die Heilung von Krankheiten.

Feuerwehrmedizin will immer nur retten

Dem amerikanisch-israelischen Medizinsoziologen Aaron Antonovsky ist es zu verdanken, ein grundlegendes Modell der Salutogenese mit geradezu revolutionärem Charakter in die heutige Medizin einge- bracht zu haben. Die Bundeszentrale für gesundheitliche Aufklärung in Köln gab hierzu eine umfassende Expertise in Auftrag, die vom Psychologischen Institut der Universität Freiburg (Projektleitung: Pro- fessor Dr. Jürgen Bengel) umgesetzt wurde.

»Wie wird ein Mensch mehr gesund und weniger krank?«, so lautet die Grundfrage Antonovskys. Was erhält Menschen, trotz vieler potenzi- ell gesundheitsgefährdender Einflüsse, gesund? Wie schaffen sie es, sich von Erkrankungen wieder zu erholen? Was ist das Besondere an Menschen, die trotz extremster Belastungen nicht krank werden?

Eine pathogenetisch fixierte und von unserem Kassensystem geför- derte Feuerwehrmedizin möchte, gemäß einer Metapher Antonovs- kys vom Fluss als dem Abbild des Lebens, »Menschen mit hohem Auf- wand aus einem reißenden Fluss retten, ohne sich darüber Gedanken zu machen, wie sie da hineingeraten sind und warum sie nicht besser schwimmen können«. Ob Menschen jedoch kurz vor dem Ertrinken aus dem Fluss gezogen werden, ob der Flusslauf entschärft oder, so der salutogenetische Ansatzpunkt, den Menschen das Schwimmen beigebracht wird, hängt von gesundheitspolitischen Rahmenbedin- gungen und Voraussetzungen ab.

So ist unsere Gesundheit kein passiver Gleichgewichtszustand, den es zu erhalten gilt. Sie ist ein labiles, sich dynamisch regulierendes Geschehen, dessen möglichst optimale Funktion es tagtäglich neu zu erobern gilt: Niemand geht sicher am Ufer entlang.

Gesund und krank, das ist zu simpel

Somit muss Gesundheit immer wieder aufgebaut und gepflegt werden, während der Verlust von Gesundheit ein natürlicher und allgegenwärtiger Prozess ist. Da die Mehrheit der Bevölkerung einer modernen Industriegesellschaft inzwischen an einer bzw. mehreren Erkrankungen leidet, entspricht die in der Medizin zumeist prakti- zierte Zweiteilung zwischen gesund und krank nicht der Realität.

Antonovsky stellt dem sein »Gesundheits-Krankheits-Kontinuum« (health ease/disease continuum, wobei ease Wohlbehagen bedeutet), auf dem Menschen als mehr oder weniger krank bzw. gesund eingestuft werden. Dabei sind weder völlige Gesundheit noch völlige Krankheit für lebende Organismen wirklich zu erreichen. Zu welchem der beiden Pole die augenblickliche Reise geht, ob sich das Pendel mehr in Richtung Gesundheit oder in Richtung Krankheit bewegt, das beeinflussen wir tagtäglich auch selbst durch unseren Lebensstil.

Die medizinische Forschung solle sich nicht so einseitig an schädigenden Lebensbedingungen und krank machenden Faktoren orientieren, fordert Antonovsky. Antworten auf Fragen wie die, welche Raucher keinen Lungenkrebs bekommen und welche Bürger bis ins hohe Alter gesund bleiben, obwohl sie nach gängigen Risikokriterien eigentlich Kandidaten etwa für einen Herzinfarkt sind, seien mindestens ebenso spannend.

Kohärenz – Schlüssel fürs Überleben

Die Forschungstätigkeit Antonovskys wurde entscheidend durch eine Studie an Frauen verschiedener ethnischer Gruppen der Geburtsjahrgänge 1914 bis 1923 geprägt, die an sich Auswirkungen der Wechseljahre untersuchen sollte. Ein Teil dieser Frauen war in einem Konzentrationslager inhaftiert gewesen: Erwartungsgemäß war diese Gruppe im Mittel signifikant stärker gesundheitlich belastet als andere Frauen. Erstaunlicherweise berichtete aber nahezu ein Drittel der ehemals inhaftierten Frauen, nämlich 29 Prozent, dass sie trotz extremer traumatischer Erlebnisse über eine relativ gute psychische Gesundheit verfügten. Wie hatten sie es geschafft, gesund zu bleiben?

Die Grundhaltung des Individuums gegenüber der Welt und dem eigenen Leben ist es, von der es maßgeblich abhängt, inwieweit wir Ressourcen zur Erhaltung der Gesundheit und des Wohlbefindens nutzen. Im salutogenetischen Modell wird das als Kohärenzgefühl bezeichnet (SOC: sense of coherence, Kohärenz: Stimmigkeit, Zusammenhang). Je stärker das Kohärenzgefühl des Betreffenden ist, desto gesünder ist er bzw. desto schneller wird er gesund und bleibt es.

Das Kohärenzgefühl definiert Antonovsky als das Ausmaß, in dem jemand ein durchdringendes, überdauerndes und dennoch dynamisches Gefühl des Vertrauens hat, dass

1. die Anforderungen aus der inneren oder äußeren Erfahrenswelt im Verlauf des Lebens strukturiert, vorhersehbar und erklärbar sind (sense of comprehensibility: Gefühl von Verstehbarkeit),

2. die Ressourcen verfügbar sind, die nötig sind, um den Anforderungen gerecht zu werden (sense of manageability: Gefühl von Handhabbarkeit bzw. Bewältigbarkeit) und

3. diese Anforderungen Herausforderungen sind, die Investitionen und Engagement verdienen (sense of meaningfulness: Gefühl von Sinnhaftigkeit bzw. Bedeutsamkeit).

Ein ausgeprägtes Kohärenzgefühl hat somit auch eine starke emotionale Komponente, indem es Werte beinhaltet, an die man glaubt und für die es sich einzusetzen, ja zu kämpfen lohnt. Es lässt den Menschen flexibel auf Anforderungen reagieren, aktiviert die für die spezifische Situation adäquaten Ressourcen und wirkt insgesamt als situationsgerechtes, effektives Steuerungsprinzip.

Stress ist ein alltägliches Phänomen

Zentrale Aufgabe des Organismus ist die Bewältigung von Spannungszuständen. Gelingt dies, so hat das eine gesund erhaltende bzw. gesundheitsfördernde Wirkung. Da die Spannungsbewältigung nicht immer erreicht wird, sind Strebreaktionen und belastende Situationen ein allgegenwärtiges Phänomen im Leben. Aber auch für diese gilt, dass sie sogar der Gesundheit nützliche Effekte haben können. Erst zusammen mit vorhandenen Krankheitserregern, einem Übermaß an Schadstoffen und körperlichen Schwachstellen können Strebreaktionen zur Schwächung der körperlichen Gesundheit führen. So lange die selbstregulativen Prozesse des Systems funktionieren, besteht diese Gefahr jedoch nicht.

Aus dem Schattendasein heraus?

Kritik an der aktuellen Forschung, Kritik an der rein pathogenetischen, krankheitszentrierten Ausrichtung unseres Gesundheitswesens und ein attraktives Konzept für die Gesundheitsförderung und Prävention sind die markanten Merkmale des Salutogenesemodells. Aus dem Schattendasein kam es bislang noch nicht heraus, wie in einem Artikel von L. Braun bereits im Jahre 2002 im Deutschen Ärzteblatt beklagt wurde. Die Autorin zitierte hier Dr. Norbert Schmacke vom AOK-Bundesverband mit seiner Antonovsky-konformen Forderung, »die gesundheitsfördernden Potenziale bei Kranken zu fördern«. Eine große, massenmediale Aufklärung, ähnlich der Aids-Kampagne, sei vonnöten, um das Ernährungs- und Bewegungsverhalten der Bevölkerung nachhaltig zu verändern. Recht hat er, der AOK-Funktionär, doch wann folgen den Worten die Taten?

Eine nach wie vor überwiegend auf die Verhütung bzw. Beherrschung von Risikofaktoren fixierte Medizin und darauf zum Beispiel programmierte Disease-Management-Programme der Kassenmedizin verfehlen das Ziel bzw. visieren es gar nicht erst an.

STRESS

»Ei, bin ich darum 80 Jahre alt geworden, dass ich immer dasselbe denken soll? Ich strebe vielmehr, täglich etwas anderes, Neues zu denken, um nicht langweilig zu werden. Man muss sich immerfort verändern, erneuern, verjüngen, um nicht zu verstocken.«

— *Johann Wolfgang von Goethe*

Trotzdem Ja zum Leben gesagt ...

Viktor E. Frankl und die Hölle von Auschwitz

Die fundamentale Bedeutung des Kohärenzgefühls gemäß dem salutogenetischen Modell Antonovskys bestätigt Viktor E. Frankl wie kein anderer. Der 1905 in Wien geborene Neurologe, Psychiater, Psychologe und Psychotherapeut erfuhr als Überlebender von Konzentrationslagern, dass Sinn im Leben nicht nur lebenswichtig ist, sondern sogar überlebenswichtig sein kann. Wie A. Längle und B. Heitger in einer Publikation in der Schweizerischen Ärztezeitung zum 100. Geburtstag des Begründers der Logotherapie und Existenzanalyse hervorheben, blieb Frankl, unter der Naziherrschaft als Jude in größter Gefahr, zum Schutze seiner Eltern in Wien und ließ, im Gegensatz zu seiner Schwester, die rechtzeitig auswanderte, sein amerikanisches Ausreisevisum verfallen. Er, seine Ehefrau wie auch die ganze Familie mit Ausnahme der Schwester wurden 1942 ins Konzentrationslager deportiert. Zweieinhalb Jahre kämpfte Frankl unter anderem in Auschwitz, Dachau und Theresienstadt um sein Überleben, sowohl um sein physisches wie auch um das psychische.

Sinn selbst unter widrigsten Lebensumständen

Er erfuhr, dass hier jene noch am ehesten überlebten, die auf die Zukunft hin orientiert waren, auf einen Sinn hin, dessen Erfüllung in der Zukunft auf sie wartete. Der bestand für Frankl vor allem darin, seine Frau und seine Familie wiederzusehen. Unvorstellbare Verzweiflung überfiel ihn, als er vom Tode aller seiner Lieben erfuhr, die deportiert worden waren. Doch der Begründer der Logotherapie als sinnzentrierter Beratungsmethode ging gerade jetzt, am absoluten Nullpunkt angelangt, mit der existenziellen Sinnfindung ad fontes. Nur nicht fragen, was man jetzt vom Leben hat, so seine Antwort auf die extrem grausame Situation, sondern was das Leben von einem will. Indem Frankl sich der brutalen Herausforderung stellte, fand er Sinnerfüllung zum Beispiel auch im Wie des Leidens. Später schrieb er sich die Erfahrungen im Konzentrationslager von der Seele, sie sind ein Dokument menschlichen Verhaltens in extremis. Im Herzen ungebrochen schildert Frankl, wie das Menschliche im Menschen selbst unter den widrigsten Lebensumständen aufrechterhalten bleiben kann: die Würde, der Sinn, die Verantwortung, die Liebe und der Glaube.

Der unbedingte Mensch verleugnet sich nie

Wenige Jahre nach Auschwitz, wo die Würde des Menschen im Dreck zertreten wurde, im Jahre 1949, kündigt Frankl eine Vorlesung an der Allgemeinen Poliklinik der Universität Wien an. Ihr Titel: »Der unbedingte Mensch«. Er definiert ihn so: Der unbedingte Mensch ist zunächst der Mensch, der unter allen Bedingungen Mensch ist und auch noch unter den ungünstigsten und unwürdigsten Bedingungen Mensch bleibt, der Mensch, der unter keiner Bedingung sein Menschsein verleugnet ... In der Folge leitete Professor Frankl 25 Jahre hindurch die neurologische Abteilung der Wiener Poliklinik, er hielt an über 200 Universitäten in aller Welt Vorlesungen und unzählige Vorträge vor Laienpublikum, mit denen er zuweilen sogar Fußballstadien füllen konnte. Seine 32 Bücher sind in 26 Sprachen publiziert worden, einschließlich der japanischen, der chinesischen, koreanischen und russischen.

Infernalischen Stressoren getrotzt

Frankl, die leuchtende Gestalt des Humanismus, wurde für seine wissenschaftliche Leistung mit insgesamt 28 Ehrendoktoraten ausgezeichnet. Er überlebte die Hölle von Auschwitz, Dachau und Theresienstadt mit ihren infernalischen Stressoren nicht nur, sondern ging daraus, so makaber das klingen mag, zumindest hinsichtlich seines Lebenswerkes gestärkt hervor. Frankl, der bereits zu Lebzeiten eine historische Persönlichkeit war, starb am 2. September 1997 in Wien, im Alter von 92 Jahren.

Risikofaktoren-medizin – ein Auslauf-modell!

Mehr Schaden als Nutzen von Normwerten

Jeder von uns kennt das: Man kommt zum Arzt, der dann quasi routinemäßig bestimmte Risikofaktoren durchcheckt. Blutbild, Blutdruck, Blutzucker und zum Beispiel auch die Blutfette stehen im Visier. Wenn sich die gemessenen Werte im Bereich der Norm bewegen, werden sie als unauffällig abgehakt. Was davon abweicht, rückt in den Fokus der Aufmerksamkeit bzw. wird rot markiert. Mit Ermahnungen an den Patienten und vor allem guten Medikamenten wird versucht, die entgleisten Werte wieder in Richtung Norm zu verschieben.

Nüchternzucker greift viel zu spät

Was bringt uns die Messwertekosmetik dieser Risikofaktorenmedizin? Dazu muss man wissen, dass jede Norm in diesem Bereich statistischer Natur ist. Die Grenzwerte lassen sich auch in der Medizin hin- und herschieben, und das wird auf großen Konsensus-Konferenzen von Fachgesellschaften praktiziert. Da fallen dann plötzlich ein paar 100.000 Menschen aus dem Normbereich heraus oder wieder in diesen zurück. Entwarnung oder Verängstigung sind die Folge, aus Gesunden werden Kranke und umgekehrt.

Beispiel Nüchternzucker: Seit hier die Normwerte etwas verschärft wurden, haben wir, zumindest auf dem Papier, mehr Typ-2-Diabetiker im Lande, gehen dabei aber diametral an den eigentlichen diagnostischen Defiziten vorbei. Gerade mit dem standardmäßig gemessenen Nüchternzucker wird ein Riesenproblem kaschiert. Dieser stellt nämlich, das wusste schon Ernährungsprotagonist Robert C. Atkins vor

Jahrzehnten, sozusagen nur die Spitze eines Eisbergs an Stoffwechselproblemen dar bzw. greift quasi erst in einem weit fortgeschrittenen Stadium der Zuckerkrankheit. Oft schon Jahre bis Jahrzehnte bevor es zu einer Blutzuckerentgleisung am Morgen kommt, ist der Insulinhaushalt vor allem nach den Mahlzeiten nachhaltig gestört, da ist meistens sogar zu viel Insulin im Blutkreislauf. Der Fachmann nennt das Hyperinsulinämie (altgriechisch: zu viel Insulin im Blut). Ursache ist eine zunehmende Insulinresistenz, die dazu führt, dass vom Körper immer größere Insulinmengen benötigt werden, um den Zucker aus dem Blut dahin zu schaffen, wo er benötigt wird: in die Zellen bzw. vor allem in die Muskulatur. Weil Insulin aber ein Masthormon ist, schürt das zum Beispiel Probleme mit dem Übergewicht noch weiter und bahnt gefährlichen Prozessen an den Blutgefäßen und (lebens)wichtigen Organen wie Herz, Hirn, Augen, Nieren und Nerven den Weg.

Großstudien schlagen Alarm

Wer klärt darüber in der Praxis auf? Für eine bestimmte, zum Beispiel Insulin produzierende Pharmaindustrie wird es erst so richtig interessant, wenn der Diabetes noch weiter fortgeschritten ist und eine mehr und mehr überlastete Bauchspeicheldrüse keine ausreichenden Mengen dieses Hormons mehr produzieren kann. Zu diesem Zeitpunkt wird gemeinhin der Typ-2-Diabetes in den Praxen erst diagnostiziert bzw. behandelt. Da setzt unsere Reparatur- und Feuerwehrmedizin dann auch ihr ganzes Arsenal an therapeutischen Segnungen ein, um Komplikationen etwa wie Herz- und Hirninfarkte sowie Fußamputationen vielleicht doch noch abzuwenden. Welchen Nutzen die betriebene intensivierte Medizin mit Spritzen und Tabletten noch hat, wurde in großen, kontrollierten Studien wie ADVANCE (A. Patel et al.), ACCORD (R. Byington et al.) und VA-DIABETES-TRIAL an insgesamt 23.182 Probanden unabhängig voneinander untersucht. Die auf der 68. Wissenschaftlichen Sitzung der Amerikanischen Diabetes-Gesellschaft 2008 in San Francisco vorgetragenen und teils im angesehenen The New England Journal of Medicine (NEJM) publizierten Ergebnisse sind ernüchternd.

Gibt der Fachwelt Rätsel auf ...

Trotz jahrelanger, deutlich verschärfter Blutzuckereinstellung ließ sich die Zahl der durch Komplikationen an den großen Blutgefäßen verursachten Ereignisse wie Herzinfarkt und Schlaganfall gegenüber einer Standarddiabetestherapie zumindest nicht so senken, dass dies von wissenschaftlicher Aussagekraft (signifikant) wäre. Auch die Gesamtsterblichkeit konnte nicht signifikant beeinflusst werden, dies mit Ausnahme der ACCORD-Studie (Action to Control Cardio-vascular Risk in Diabetes): Bei den Patienten, die besonders intensiv mit Insulin und anderen Diabetesmitteln behandelt wurden und eine vergleichsweise optimierte Blutzuckersenkung aufwiesen, war sogar eine deutliche Übersterblichkeit von sage und schreibe 22 Prozent, 257 Todesfälle unter aggressiver Behandlung gegenüber 203 unter Standardtherapie, zu verzeichnen! Deshalb wurde dieser Studien-arm nach einer Laufzeit von 3,5 Jahren statt der geplanten 5,6 Jahre vom aufsichtführenden US-National Heart, Lung and Blood Institut (NHLNI) vorzeitig abgebrochen. Natürlich rätselt die Fachwelt, wie so etwas zu erklären ist. Auffällig war, das könnte der Knackpunkt sein, dass die Zuckerkranken unter verstärktem Einsatz von Diabetesmit-teln wie dem Insulin und oralen Blutzuckersenkern, wie dem Rosig-litazon, im Vergleich zum Kontrollarm der Studie deutlich mehr an Gewicht zulegten.

Zuckersenker machte brüchige Knochen

Aber: Gerade der Wirkstoff Rosiglitazon war schon Jahre zuvor in einer anderen Großstudie auffällig geworden, der ADOPT-Studie (Steven E. Kahn et al.). Diese wurde, im April 2000 in 488 Zentren in Nordamerika und Europa gestartet, an insgesamt 4.360 neu diagnos-tizierten Diabetikern durchgeführt. Nicht nur, dass hier unter dem Zuckersenker Rosiglitazon Gewichtszunahmen von im Mittel 6,9 Pro-zent und Nebenwirkungen in Form von Ödemen bei 14,1 Prozent der Studienteilnehmer zu verzeichnen waren: Im Verlaufe der vierjährigen Studie wurde hier bei den Frauen, die mit dem Wirkstoff behandelt wurden, eine vergleichsweise bis fast um das Dreifache erhöhte Knochenbruchrate festgestellt, die sich nicht mit einer Osteoporose begründen ließ. Fast zehn Prozent der Rosiglitazon-Patientinnen waren in diesem Zeitraum von Frakturen betroffen.

Auf die Erklärung hierfür musste man nicht lange warten, sie lieferte die Forschergruppe um Dr. Andrew Grey aus Auckland/Neuseeland: Wie die Wissenschaftler in einer Online-Publikation im Journal of Clinical Endocrinology & Metabolism im Januar 2007 berichteten, dokumentierten sie bei Frauen nach den Wechseljahren bereits nach 14-wöchiger Einnahme des Blutzuckermedikaments signifi-kante, an der Hüfte gemessene Abnahmen der Knochendichte und der Knochenneubildung. Das Muster der Knochenveränderungen ähnelte, wie sie konstatierten, dem nach Beginn einer Cortisontherapie.

Fündig, was die Ursache für diese Nebenwirkungen betrifft, wurden die Forscher in einem speziellen molekularen Wirkmechanismus von Rosiglitazon, der über einem bestimmten Rezeptortyp läuft, dem PPAR-gamma-Rezeptor. Entsprechende Rezeptoren sind nicht nur im Fettgewebe und in den Muskelzellen beheimatet, wo der Wirkstoff mit deren Hilfe für ein besseres Ansprechen auf das Insulin sorgt: Sie kommen auch im Knochengewebe vor und beeinflussen die Bildung der Osteoblasten und damit der Zellen, die für den Knochenaufbau zuständig sind. Rosiglitazon, so Grey et al., reguliert die Tätigkeit der Osteoblasten herunter. Diese Wechselwirkung mit den PPAR-gamma-Rezeptoren im Knochen führt dazu, dass der Wirkstoff, wie auch aus einer online verbreiteten Mitteilung des Deutschen Diabetes-Zentrums in Düsseldorf hervorging, einen schädlichen Einfluss auf das Knochensystem ausübt und die Neubildung von Knochensubstanz behindert.

Antworten, vor denen man sich drückt

Sowohl auf Anordnung der amerikanischen Arzneimittelzulassungsbehörde FDA als zum Beispiel auch im Einvernehmen mit der Europäischen Arzneimittelbehörde wurden Ärzte in aller Welt bereits im Jahre 2007 auf ein erhöhtes Knochenbruchrisiko bei Frauen unter Therapie mit den Wirkstoffen Rosiglitazon und Pioglitazon hingewiesen. Aktuelle Daten an rund fünf Millionen britischen Patienten im Rahmen einer Fall-Kontroll-Studie (General Practice Research Database, GPRD) bestätigten dieses Frakturrisiko nun auch für Männer. Die Arzneimittelkommission der Deutschen Ärzteschaft sah sich aufgrund einer mittlerweile ganzen Reihe von warnenden wissenschaftlichen Publikationen im Juni 2008 im Deutschen Ärzteblatt zu einer umfassenden Risikoinformation über die beiden Wirkstoffe veranlasst. Das eigentliche Problem aber liegt tiefer: Insgesamt werden auch in der medizinischen Fachwelt die Fragen immer kritischer, was die Effizienz bzw. gar das Schadensrisiko einer Risikofaktorenmedizin betrifft. Vor den entscheidenden Antworten scheint man sich nach wie vor zu drücken. Abwarten heißt die Devise, bevor man Genaueres wisse. Verbandelungen bis hin zum Lobbyismus können sich als eine zu starke Bastion erweisen, wenn es gilt, an verkrusteten Strukturen zu rütteln. Immerhin ist die Gesetzeslage mancherorts schon so, dass man über potenzielle Interessenskonflikte offen reden bzw. schreiben muss. Dr. William T. Cefalu etwa, der in einem Editorial des NEJM die Ergebnisse der ADVANCE- und ACCORD-Studien analysierte und hinhaltend kommentierte, erfreute sich bislang, wie in einem Pflichthinweis am Ende seines Artikels vermerkt ist, der finanziellen Unterstützung von Großkonzernen, die auch auf dem Diabetessektor international aktiv sind: Unter ihnen zum Beispiel Eli Lilly, ein weltweit führender Produzent von Insulinpräparaten.

EASD 2008: DeFronzo macht Ernst

Geradezu eine Offenbarung, was das Scheitern einer gängigen Risikofaktorenmedizin zumindest auf dem Diabetessektor betrifft, war der Vortrag von Professor Ralph A. DeFronzo von der Universität von Texas in San Antonio auf der 44. Jahrestagung der Europäischen Gesellschaft zum Studium des Diabetes (EASD) 2008 in Rom. DeFronzo stufte in seiner Claude Bernard Lecture den erhöhten Blutzucker als entscheidendes Kriterium für Diagnostik und Therapie des Typ-2-Diabetes herunter, indem er ihm den Risikofaktor Insulinresistenz überordnete. Diese, und damit das immer schlechtere Ansprechen der Körperzellen auf Insulin, sei das Maß aller Dinge, was die Entwicklung bzw. das Fortschreiten des Typ-2-Diabetes und der mit ihm verbundenen Komplikationen zum Beispiel an Herz und Kreislauf betreffe. Recht hat er, der Texaner, er sprach im Prinzip aber nur das aus, was schon bislang offenkundig war, aber weithin negiert wurde. Nimmt man DeFronzos Aussagen beim Wort – und das sollte man – wird die Diagnose des Typ-2-Diabetes um Jahre bis Jahrzehnte vorverlagert in ein Stadium, wo vor allem der Nüchternzucker und nicht selten auch die postprandialen Blutzuckerwerte (postprandial: nach der Mahlzeit) weitgehend noch normal sind.

Ungeheuere Praxisrelevanz, aber ...

Aber: In den Arztpraxen ist man für den Risikomarker Insulinresistenz keineswegs gerüstet, dieser kann zudem nicht direkt, sondern höchstens etwa über den Umweg der Blutinsulinspiegel eingegrenzt werden. Es gibt wenige Ärzte, die entsprechende Spiegel bislang bestimmen, geschweige denn, dass gesetzliche Krankenkassen die Kosten dem Patienten ohne Schwierigkeiten vergüten würden. Wir haben es also mit einem Risikofaktor von ungeheurer Praxisrelevanz zu tun, der zwar voll im Fokus der Forschung steht, für den es aber bis dato keine Standardisierung bzw. Normierung gibt: Hier wird eine Risikofaktorenmedizin schon rein messtechnisch ad absurdum geführt! Was wir allerdings wissen, ist, wie wir die Insulinresistenz auf probate Weise aushebeln können: durch positive Bewegungsreize tagtäglicher körperlicher Aktivität. Diese helfen, Insulin entscheidend einzusparen, wenn es darum geht, den Zucker aus dem Blut in die Zellen zu schaffen. In DeFronzos Vortrag wie auf dem gesamten EASD-Meeting war allerdings darüber sehr wenig zu hören. Auch in Rom ging es vorwiegend um Medikamente, was kein Wunder bei einer Fachgesellschaft wie der mächtigen EASD ist, die vor allem von der Unterstützung durch Großkonzerne zehrt. Wenn hier die Gelder reichlich fließen, wird das den Pharmagiganten, denen, die es sich leisten können, je nach Unterstützungshöhe mit dem silbernen oder gar goldenen Mitgliedsstatus versüßt, und der bleibt vermutlich nicht ohne Einfluss.

Die Insulinfalle – oder: Die Irrwege gängiger Risikofaktorenmedizin

Wie sehr eine an den Zuckerwerten orientierte Risikofaktoren- bzw. Leitlinienmedizin gerade für die Früherkennung von Stoffwechselproblemen im Rahmen des Typ-2-Diabetes oft um Jahre bis Jahrzehnte hinterherhinkt, soll anhand von vier Insulin-Zucker-Kurven aufgezeigt werden. Die entsprechenden Patienten wurden in der Praxis der Berliner Internistin und Ernährungsmedizinerin Dr. Cathrin Klaus jeweils einem Zuckerbelastungstest (oralem Glukose-Toleranz-Test – oGTT) über einen standardisierten Glukosedrink unterzogen. Dabei wurden nicht nur die Blutzuckerspiegel nüchtern sowie eine und zwei Stunden nach Zuckeraufnahme gemessen. Parallel dazu wurden auch die Insulinspiegel im Blut bestimmt, was in Klinik und Praxis weitgehend noch unüblich ist, aber hoch interessante Aufschlüsse bietet und auch eine anschauliche, eher ganzheitliche Aufklärung des Patienten über die entsprechende Stoffwechselproblematik möglich macht.

Trügerisch gute Zuckerwerte selbst nach Belastung

Patient 1, geb. 27. Januar 1973 | Insulin- und Glukoseverlauf

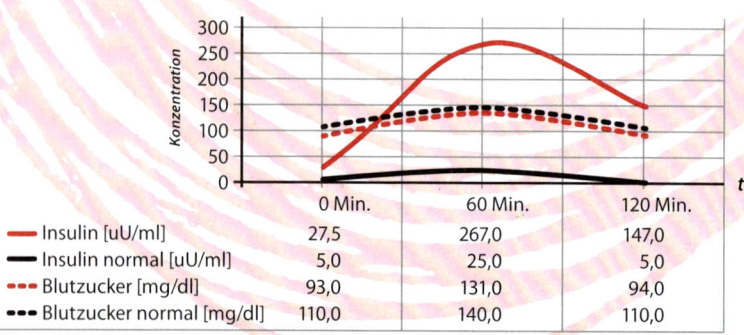

	0 Min.	60 Min.	120 Min.
— Insulin [uU/ml]	27,5	267,0	147,0
— Insulin normal [uU/ml]	5,0	25,0	5,0
--- Blutzucker [mg/dl]	93,0	131,0	94,0
--- Blutzucker normal [mg/dl]	110,0	140,0	110,0

Patient 1 weist durchwegs Blutzuckerwerte auf, die sich im Normbereich bewegen. Nicht nur hinsichtlich des Nüchternzuckers, sondern auch im oGTT-Belastungstest ist er unauffällig. Die Insulinmessungen aber zeigen, dass er sich seine normalen Zuckerwerte mit einer stark erhöhten Insulinausschüttung erkaufen muss. Diese ist schon nüchtern um über das Fünffache des entsprechenden Normwerts erhöht, hat sich eine Stunde nach dem Glukosedrink mehr als verzehnfacht und ist eine weitere Stunde später gar auf das fast 30-fache angestiegen.

Diagnose: Der 35-jährige Patient ist anhand der Zuckerkurven gesund bzw. stoffwechselmäßig unauffällig. Nach gängigen Kriterien würde bei ihm vermutlich erst nach Jahren bis Jahrzehnten ein Typ-2-Diabetes diagnostiziert: Nämlich dann, wenn seine Bauchspeicheldrüse die hohe Insulinausschüttung nicht mehr verkraftet und zunehmend ausbrennt bzw. bereits Komplikationen etwa in Form eines Herzinfarkts aus vermeintlich heiterem Himmel aufgetreten sind. Die Messung der Insulinspiegel aber weist bereits zum jetzigen Zeitpunkt auf eine sehr ausgeprägte Insulinresistenz mit der Folge einer hohen Insulinausschüttung hin, die für sich schon ein erhebliches Gefäßrisiko darstellt.

Zeigt, wo der Heißhunger herkommt

Patientin 2, geb. 4. Februar 1984 | Insulin- und Glukoseverlauf

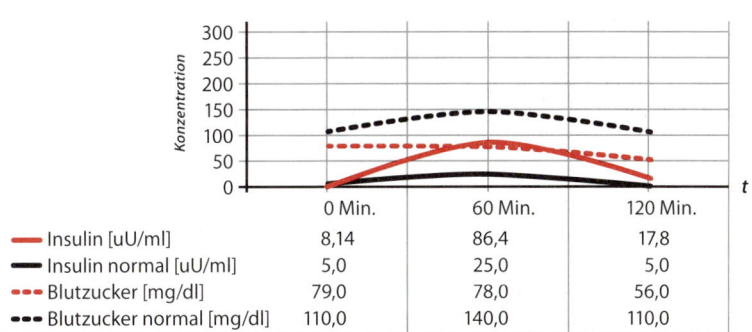

	0 Min.	60 Min.	120 Min.
▬ Insulin [uU/ml]	8,14	86,4	17,8
▬ Insulin normal [uU/ml]	5,0	25,0	5,0
▪▪▪ Blutzucker [mg/dl]	79,0	78,0	56,0
▪▪▪ Blutzucker normal [mg/dl]	110,0	140,0	110,0

Auch Patientin 2 (24) weist sowohl nüchtern als auch eine und zwei Stunden nach der Glukosebelastung deutlich erhöhte Insulinspiegel auf. Ihr Blutzucker dagegen ist nach Aufnahme des Zuckerdrinks erniedrigt bzw. sie kommt hier, nach zwei Stunden, sogar deutlich in den Unterzucker.

Diagnose: Mit dem Nüchternzucker allein bliebe auch sie bei herkömmlicher Diagnostik unauffällig. Für einen Glukose-Toleranz-Test
bestünde daher wohl keine Veranlassung, womit auch die Unterzu-
ckerungsprobleme nicht erkannt würden. Aufgrund ihrer deutlich
erhöhten Insulinausschüttung ist aber auch diese junge Patientin hinsichtlich ihrer Blutgefäße gefährdet. Zudem fördert der eher erniedr-
rigte Blutzuckerstatus, der im Alltag vor allem zum Beispiel durch den
Genuss von insulinlockenden Süßigkeiten bzw. von schnell ins Blut
gehenden Kohlenhydraten gefördert wird, Hungerattacken bis hin
zum Heißhunger: Übergewicht bzw. Adipositas (Fettsucht) werden
geschürt.

Patient 3, geb. 22. Februar1937 | Insulin- und Glukoseverlauf

	0 Min.	60 Min.	120 Min.
Insulin [uU/ml]	12,9	124,0	98,0
Insulin normal [uU/ml]	5,0	25,0	5,0
Blutzucker [mg/dl]	111,0	121,0	117,0
Blutzucker normal [mg/dl]	110,0	140,0	110,0

Patient 3, der Großvater von Patientin 2, zeigt, wohin das führt. Seine
Bauchspeicheldrüse powert massiv Insulin, trotzdem weist er eine
Stunde nach Glukosebelastung stark erhöhte Blutzuckerspiegel auf:
Die massive Insulinresistenz lässt sich bei ihm selbst durch eine stark
erhöhte Insulinausschüttung nicht mehr ausgleichen.

Diagnose: Der 71-jährige Patient leidet unter schwerem Typ-2-Diabe-
tes, der allerdings bei alleiniger Messung des Nüchternzuckers nicht
zu erkennen gewesen wäre. Die Zuckerkrankheit wird sich bei ihm
noch deutlich verschlechtern, wenn die Insulinproduktion der über-
forderten Bauchspeicheldrüse mehr und mehr nachlässt.

Patient 4, geb. 22. Juni 1939 | Insulin- und Glukoseverlauf

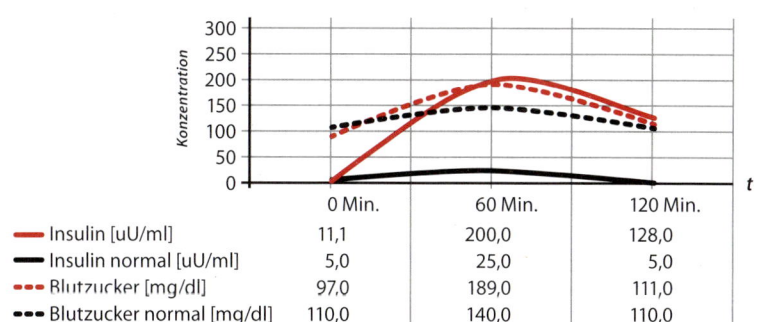

	0 Min.	60 Min.	120 Min.
Insulin [uU/ml]	11,1	200,0	128,0
Insulin normal [uU/ml]	5,0	25,0	5,0
Blutzucker [mg/dl]	97,0	189,0	111,0
Blutzucker normal [mg/dl]	110,0	140,0	110,0

Patient 4 (69) zeigt eine ähnliche Insulin-Zucker-Kurve.

Diagnose: Er ist ebenfalls bereits massiver Typ-2-Diabetiker und wäre bei alleiniger Messung des Nüchternzuckers vermutlich auch durch das Raster der Unauffälligkeit gefallen. Seine ganz erhebliche Gefährdung wird ebenfalls vor allem eine Stunde nach Glukosebelastung anhand der Zucker- und Insulinspiegel deutlich, nach zwei Stunden nur noch über das Insulin.

Klare Konsequenzen zur rechten Zeit

Fazit: Alle vorgestellten Patienten weisen eine stark erhöhte Insulinresistenz auf, die allein auf der Basis herkömmlicher Zuckerbestimmungen weitgehend unerkannt bliebe. Anhand der Insulin-Zucker-Kurven aber können schon sehr frühzeitig klare diagnostische Aussagen über eine eventuelle Gefährdung getroffen werden, die dem Patienten, so die Erfahrungen in der Praxis von Dr. Klaus, aufgrund ihrer Anschaulichkeit gut zu vermitteln sind. Das mündet sehr oft in Einsichtsprozesse und nicht selten noch zur rechten Zeit in die erforderlichen Konsequenzen etwa hinsichtlich des Lebensstils.

»All Ding' sind Gift und nichts ohn' Gift ...«

Hormesis heißt das Zauberwort!

Hormesis, was ist das? Ein Blick in Wikipedia, die freie Internet-enzyklopädie, klärt uns umfassend auf. Der Begriff kommt aus dem Altgriechischen und bedeutet so viel wie Anregung, Anstoß, Ermunterung, die Engländer sagen adaptive Response dafür. Im Prinzip geht es um den bereits von Paracelsus formulierten biologischen Effekt, dass geringe Dosen schädlicher oder giftiger Substanzen eine positive Wirkung auf den Organismus haben können. Für den Altmeister der Heilkunst war klar: »All Ding' sind Gift und nichts ohn' Gift« – Allein die Dosis macht, dass ein Ding kein Gift ist.

Das Geheimnis der J- und U-Kurven

Hormetische Effekte sprengen lineare Dosis-Wirkungs-Kurven, indem sie ein J- oder U-förmiges Kurvenbild ergeben: Ab einer bestimmten Dosis stagnieren die Wirkungen und kippen geradezu ins Gegenteil um, aus der niedrigdosiert heilsamen Substanz wird eine schädliche. Beispiele hierfür gibt es gerade in der Medizin zur Genüge. Auf dem Medikamentensektor weist zum Beispiel der natürliche Giftstoff Digitalis einen solchen dosisabhängigen Umkehreffekt auf, indem der Wirkstoff im Low-Dose-Bereich (Niedrigdosisbereich) zur Herzstärkung beiträgt. Auch die Homöopathie bedient sich des hormetischen Prinzips, indem sie Giftstoffe in allerdings extrem verdünnter Form als Heilmittel einsetzt.

Hormesis ist heilsamer Stress

Hormesis bedeutet Stress für unsere Billionen von Zellen, und gerade darin liegt ihr nützlicher Effekt. Wohldosiert geben gerade auch schädliche Substanzen einen Anschub für körpereigene

Abwehrkräfte und stärken diese. Das Prinzip der Abhärtung ist dem verwandt. Im vorliegenden Buch wird in späteren Kapiteln noch oft von der Hormesis die Rede sein, etwa wenn es um die Janusköpfigkeit des Alkohols, von Radon und ionisierender Strahlenbelastung schlechthin oder um die Gefährlichkeit der freien Sauerstoffradikale geht. Lineare Dosis-Wirkungs-Kurven scheinen nämlich auch hier, wenn man dem nur auf den Grund geht, nicht zu existieren.

Freie Radikale sind auch nützlich, denn ...

... oxidativer Stress verlängert das Leben!

Ein kleiner Fadenwurm belehrt Wissenschaftler im Gefolge Linus Paulings eines Besseren: Pauling hatte die Zufuhr tagtäglicher Megadosen von Vitamin C und anderer Antioxidantien propagiert und das lange Jahre auch am eigenen Leibe praktiziert. Dahinter steckte die Idee, dass wir aufgrund unseres Stoffwechsels stetig von außen und von innen oxidierenden Substanzen ausgesetzt sind, den freien Radikalen oder, in der wissenschaftlichen Bezeichnung, den reaktiven Sauerstoffspezies (ROS: reactive oxygen species). Diese schädigten, so die Lehrbuchhypothese, unsere Lebensmoleküle und seien für Alterungsprozesse und Krankheiten wie Arteriosklerose, Krebs, Diabetes mellitus und Morbus Alzheimer verantwortlich. Könne man nur die als Giftstoffe gebrandmarkten ROS unterdrücken, lebe man länger und gesünder. Aufgrund neuester Forschungen aber setzt hier ein Umdenken ein: Stress ist besser als sein Ruf, Stress statt Vitamine könnte die Devise heißen!

Zuckerentzug erzeugt Methusalemwürmer

Mit dem bisherigen, allzu einseitigen Negativimage der ROS räumten Forscher aus Jena nämlich gründlich auf. Professor Michael Ristow vom Lehrstuhl für Humanernährung an der Friedrich-Schiller-Universität wurde dafür mit dem Thüringer Forschungspreis 2007 im Bereich Grundlagenforschung ausgezeichnet. Seine in der Fachzeitschrift Cell Metabolism unter dem Erstautor Tim J. Schulz publizierten Experimente führte Ristow an einem Fadenwurm durch, Caenorhabditis elegans, der wegen seiner kurzen Lebensspanne als Modellorganismus für die Altersforschung besonders geschätzt wird. Die überraschende Erkenntnis: Oxidativer Stress, die Erhöhung der

Konzentration an ROS, verlängerte das Leben dieser Würmer deutlich, stressfreies Leben dagegen währt auch hier nicht so lange. Ausgangspunkt für die Untersuchungen war die Beobachtung, dass C. elegans unter Blockade des Zuckerstoffwechsels seine normal gefütterten Artgenossen, die durchschnittlich 30 Tage alt werden, mit rund 40 Tagen um circa ein Drittel geradezu methusalemartig überlebte. Das war an sich nichts Neues, denn das kalorienarme Ernährung bzw. Hungerstress das Leben verlängern kann, war bis dato schon bekannt. Ristows Arbeitsgruppe aus Jena lieferte in Kooperation mit Wissenschaftlern des Deutschen Instituts für Ernährungsforschung Potsdam-Rehbrücke durch weitere Forschungen nun aber erstmals die Erklärung für dieses Phänomen.

Auf Fettverbrennung umgeschaltet ...

Dazu muss man wissen, dass in den Kraftwerken der Zellen, den Mitochondrien, das gilt für den Fadenwurm wie für den Menschen, der Zucker bzw. die Glukose in kleinere Moleküle zerlegt wird. Das liefert den Zellen Energie. Fehlt es aber an Glukose, schalten die Mitochondrien auf andere Wege der Energiegewinnung um, indem mithilfe von Sauerstoff vorwiegend Fette verbrannt werden. Als Nebenprodukt dieser Verbrennung fällt oxidativer Stress in Form der ROS an. Gerade der verlängert offensichtlich C. elegans das Leben. Dabei zeigen die Lebenserwartungskurven, dass die zusätzliche Gabe von Antioxidantien keinen Effekt auf die Lebensspanne von normalernährten Würmern hatte, während der positive, lebensverlängernde Effekt der Glukoseeinschränkung durch eben diese Antioxidantien vollkommen aufgehoben wurde.

Anhänger der LOGI-Kost bestätigt

Wie ist das zu erklären? Aus der preisgekrönten Forschungsarbeit geht hervor, dass eine kurzfristige Steigerung von oxidativem Stress im Organismus langfristig zu einer Anpassung und damit Resistenz gegen die schädlichen Auswirkungen der ROS führt, während deren positive Kräfte, zum Beispiel in der Unterstützung unseres Immunsystems, besser zum Tragen gebracht werden: Diese Abwehrmechanismen kann man trainieren, wenn man zulässt, dass diese Moleküle, die freien Radikale, entstehen dürfen. Antioxidantien blockieren diesen nützlichen Anpassungsprozess der Hormesis in den Mitochondrien (Mitohormesis) und verhindern damit, zumindest beim Forschungsmodellobjekt C. elegans, die Verlängerung der Lebensdauer.

Zwar ist noch nicht eindeutig geklärt, welche Bedeutung diese Ergebnisse letztlich für den Menschen haben. Klare Konsequenz für die Spezies Mensch ist laut Ristow aber, dass Zucker in unserer Nahrung nur in Maßen vorkommen sollte. Von Anhängern der Low-Carb-Ernährungsbewegung bzw. LOGI-Kost, die mit ihren Empfehlungen für eine geringere Kohlenhydratzufuhr gängige Ernährungspyramiden auf den Kopf stellten, wird das schon seit längerem gefordert. Die Grundlagenforschung liefert nun eine wichtige Bestätigung hierfür, und die Jenaer Forscher prognostizieren weitreichende Folgen für die Ernährungsberatung.

ROS-Blockade durch Megadosen?

Was die heute so großzügig praktizierte Einnahme von Nahrungsergänzungsmitteln, vor allem von Antioxidantien, in mehr als wohldosierten Megadosen betrifft, ist nach Ristows Einschätzung ein Umdenken nötig. Vor allem die Einnahme von Vitaminpräparaten wie Vitamin C oder E sieht der Forscher kritisch, wenn dadurch ROS blockiert werde.

In seiner Laudatio zum Thüringer Forschungspreis 2007 an Ristow äußerte Professor Peter Herrlich vom Institut für Molekulare Genetik der Universität Jena und Wissenschaftlicher Direktor des dortigen Leibniz-Institut für Altersforschung die Überzeugung, hier sei der Anstoß für weitere, wichtige Arbeiten gegeben worden. Immerhin findet die Jenaer Grundlagenforschung Bestätigung in einer kontrollierten Großstudie dänischer Wissenschaftler, die in der amerikanischen Fachzeitschrift JAMA (297, 2007, S. 842 ff.) publiziert wurde: Die Studienteilnehmer, die stark überhöhte Dosen der Radikalfänger Vitamine A und E sowie Betakarotin zu sich genommen hatten, starben im Schnitt früher.

Aber: Mangel ist das Hauptproblem

Aus praktischer Sicht muss jedoch darauf hingewiesen werden, dass ein Mangel an (lebens)wichtigen Vitaminen und Mineralstoffen auch hierzulande breite Bevölkerungsschichten betrifft. Das bestätigen zum Beispiel langjährige Erfahrungen an der Reha-Klinik Überruh in Isny/Allgäu an internationalen Topmanagern, die dorthin zum regelmäßigen Check-up kommen: Trotz vermeintlich guter Ernährung ist ein teils erheblicher Mangel an Biofaktoren auch in dieser Klientel eher die Regel als die Ausnahme.

Generell bleibt festzuhalten, dass die Megadosen, vor denen Ristow aufgrund seiner bahnbrechenden Forschungen hinsichtlich einer ROS-Blockade mit Recht warnt, bei gängiger Substitution unter seriösen Voraussetzungen nicht annähernd erreicht werden.

Bewegungsreize körperlicher Aktivität

Stress vom Feinsten!

Würde irgendein Medikament in einer kontrollierten Studie solche therapeutischen Effekte nachweisen können, es wäre die medizinische Sensation schlechthin und würde dem entsprechenden Pharmakonzern in der Vermarktung Milliarden einbringen. So aber geht es »nur« um den Ausdauersport. Der aber hat es in sich, er könnte unser Lebenselixier schlechthin sein, wie auch eine jüngste Studie zeigt, die an der kalifornischen Stanford-Universität durchgeführt wurde (E. F. Chakravarty et al.).

Überlebensvorteil von sage und schreibe 40 Prozent

Einbezogen in die Studie wurden vor nunmehr über 20 Jahren sowohl Ausdauerfreaks im Alter von über 50 Jahren, allesamt Mitglieder eines Laufclubs, und entsprechende Kontrollpersonen. Das gesamte Follow-up (Beobachtungszeit der Studie) beendeten 284 Läufer, wobei sich diese sowohl hinsichtlich Lebensdauer als auch Lebensqualität von der Kontrollgruppe ganz deutlich abhoben:

· Während innerhalb von 19 Jahren 34 Prozent der Studienteilnehmer aus der Kontrollgruppe verstarben, war das bei den Läufern nur in 15 Prozent der Fall. Selbst nach penibler Angleichung hinsichtlich von anderen Lebensstil- bzw. Risikofaktoren ergab sich für die Laufbegeisterten im betreffenden Zeitraum unterm Strich noch ein Überlebensvorteil von sage und schreibe 40 Prozent!

· In den Fähigkeiten, sich allein im Alltag zu behaupten und dort zurecht zu kommen, waren die Altersläufer ihren weniger sportlichen Kontrollprobanden nach zwei Jahrzehnten deutlich überlegen, ihre Lebensqualität war entscheidend höher.

Auch nach Beendigung des Studien-Follow-ups gehen die Kurven zwischen den beiden Gruppen immer noch weiter auseinander, wie die Autoren in ihrer Publikation betonen: Ein alter Slogan »Langläufer leben länger« hat sich im modernen Studiendesign auf ganz eindrucksvolle Weise bewahrheitet. Den Schluss, der in einer Tageszeitung für Ärzte daraus gezogen wurde, kann man nur unterstreichen: »Jungbrunnen – das ist jeder selbst!« (M. Hubert), wobei man aber ergänzen möchte »oder aber eben nicht«.

Alzheimer-Gefährdete erinnern sich besser

Geradezu enthusiastisch, was die gesundheitlichen Vorteile wohldosierter Bewegungsreize für Körper und Geist betrifft, äußerte sich E. B. Larson in einem Editorial für JAMA, dem Journal der Amerikanischen Medizinischen Gesellschaft. Die präventiven und heilsamen Effekte von teils dramatischem Ausmaß seien auch in kontrollierten klinischen Studien für verschiedene Krankheitsbilder bestens belegt. Die Konsequenz könne nur lauten, dass Ärzte gezielte körperliche Betätigung wie ein Medikament verordnen sollten. Anlass für Larsons engagiertes Statement war die Publikation einer im westaustralischen Perth durchgeführten Studie in derselben Ausgabe von JAMA: In dieser zeigten N. T. Lautenschläger et al. auf, dass ältere Leute mit kognitiven Problemen (Gedächtnisproblemen) und dem Risiko für Morbus Alzheimer, die einem körperlichen Übungsprogramm über 24 Wochen zugeführt wurden, davon längerfristig bei einem Follow-up von 18 Monaten profitierten: Die Gedächtniswerte verbesserten sich anhand einer speziellen, für kognitive Funktionen maßgeblichen Subskala eines bei Alzheimer-Patienten eingesetzten Tests, der Alzheimer Disease Assessment Scale (ADAS mit der Subskala ADAS-Cog). Gegenüber den Personen, die ihren Lebensstil nicht veränderten bzw. ihre körperlichen Aktivitäten nicht steigerten, ergaben sich deutliche Unterschiede hinsichtlich der Gedächtnisleistung bzw. der Gefährdung für die Alzheimer-Krankheit.

Längerer Lebensfaden durch Bewegungsstress

Bewegungsstress hat offenbar direkten Einfluss auf die Alterungsprozesse im Körper, mit einem Mehr an körperlicher Aktivität lässt sich die Zellalterung um Jahre bis Jahrzehnte verzögern: Das ist die Botschaft einer Studie am Londoner King's College, in der die Blutproben von insgesamt 2.401 Zwillingen, darunter 900 zweieiige und

180 eineiige Zwillingspaare, untersucht wurden (L. F. Cherkas et al., B. Richards et al.). Dabei wurde in den Leukozyten (weiße Blutkörperchen) die Länge der Telomere gemessen. Das sind die Chromosomenenden, die bei jeder Zellteilung etwas kürzer werden und sich somit im Laufe des Lebens mehr und mehr verkleinern. Wissenschaftler sehen in diesen Telomeren so eine Art Lebensfaden, der mit der Zeit aufgebraucht ist.

In der Zwillingsstudie nun stellte sich heraus, dass sportive Zwillinge deutlich längere Chromosomenenden aufwiesen als trägere: Gemessen an ihrem biologischen Zellalter anhand der Telomeren waren die körperlich besonders aktiven Probanden rund zehn Jahre jünger als ihr jeweiliger Zwillingspartner! Dabei wurden bekannte Alterungsbeschleuniger wie etwa Übergewicht und Zigarettenkonsum in der Auswertung berücksichtigt, interessanterweise wiesen aber Studienteilnehmerinnen mit höheren Vitamin-D-Spiegeln im Blut tendenziell längere Telomeren auf. Schlussfolgerung der britischen Autoren: Ein inaktiver Lebensstil verkürzt die Lebenserwartung offenbar nicht nur, indem er Erkrankungen wie Diabetes mellitus und Arteriosklerose fördert, er kann den Alterungsprozess selbst beschleunigen.

Hollmanns Rezept von der Kindheit bis zum hohen Alter

Als wichtiger Protagonist der wissenschaftlichen Erkenntnis, dass träge Menschen im Mittel schneller altern bzw. sportlich bewegliche Jahre bis Jahrzehnte des Lebens in guter Lebensqualität dazugewinnen, kann Professor Wildor Hollmann gelten. Zeit seines langen Forscherlebens hat der ehemalige Chef des Instituts für Kreislaufforschung und Sportmedizin an der Deutschen Sporthochschule Köln dafür viele Belege gesammelt. Hollmanns Credo, von ihm für alle Altersstufen auf den Punkt gebracht: In Kindheit und Jugend ist eine genügende muskuläre Aktivität zur optimalen Entwicklung von Körper und Geist erforderlich. Beim erwachsenen Menschen sind Training und Sport in der Lage, degenerativ verursachten Herz-Kreislauf-Erkrankungen sowie Stoffwechselkrankheiten wie dem Typ-2-Diabetes und Krebsleiden vorzubeugen. Beim älteren und alten Menschen erreichen wir durch gezielte Übungs- und Trainingsmaßnahmen, altersbedingte körperliche und geistige Leistungseinbußen entgegenzuwirken.

Nach Herzinfarkt viel früher aus dem Bett

Eine der wohl größten Revolutionen in der Herz-Kreislauf-Therapie des 20. Jahrhunderts geht von Hollmanns Arbeitsgruppe bzw. von Freiburger Wissenschaftlern um Professor Herbert Reindell und damit von der Sportmedizin aus: Bis weit in die 60er-Jahre hinein war zum Beispiel eine vier- bis sechswöchige, völlige Ruhigstellung des Patienten im Sinne eines absoluten Stressentzugs nach Herzinfarkt noch obligat. In Köln und Freiburg erkannte man aber, dass dies keine Entlastung, sondern eine Belastung des Herz-Kreislauf-Systems mit sich bringt. Fortan wurde auf Frühmobilisation, Bewegungstherapie und nachfolgende Rehabilitation mittels körperlichem Training gesetzt, und das ist bis heute State of the Art (Stand der Wissenschaft). Das totale Umdenken brachte frischen Schwung auch in die Kurorte, wo passive Maßnahmen wie Bäder, Trinkkuren und Massagen im Vordergrund standen: Opas Heilbad war nicht mehr opportun, mehr und mehr wurde, und auch das ist gut so, auf aktive Programme gesetzt, die den Patienten zur Mitarbeit veranlassen. Denn, so Hollmann pointiert, im Sinne der Förderung körperlicher Aktivität nutzt die Massage am ehesten dem Masseur, genauso wie das Reiten am meisten dem Pferd gut tut.

Professor Reindell: Verkrustete Denkstrukturen gesprengt

Auch Reindell, der Vater des Sportherzens (W. Kindermann), brach verkrustete Denkstrukturen auf, indem er durch EKG- und Röntgenuntersuchungen erkannte, dass ein durch Ausdauersport vergrößertes Herz, also das Sportherz, besonders leistungsfähig ist und die Größenzunahme keine Schädigung darstellt. Vehement trat er für den gebührenden Stellenwert der Sportmedizin innerhalb der klinischen Medizin und in den Medizinischen Fakultäten insgesamt ein. Am jeweils individuellen Patienten und dessen gesamter Lebenssituation ausgerichtet und im funktionellen Denken verhaftet, wäre es ihm zum Beispiel nie in den Sinn gekommen, computerisierte EKG-Diagnosen als die reine Wahrheit hinzunehmen. Was Reindell predigte, das beanspruchte er konsequenterweise auch für sich selbst. Sein Rennrad war sein liebstes Vehikel, und mit ihm soll er, wie aus zuverlässiger Quelle berichtet wird, bei waghalsigen Abfahrten von Schwarzwaldhöhen durch enge Schluchten und verwinkelte Ortschaften in so manche Radarfalle geraten sein.

Weiterlaufen, empfahl Dr. Ernst van Aaken

Die Euphorie, was körperliche Aktivität alles bewirken könne, kannte anscheinend keine Grenzen mehr. So wurde Dr. Ernst van Aaken Ende der 70er-Jahre in trauter Diskussionsrunde anlässlich einer Fortbildungsveranstaltung des Bayerischen Sportärztebundes in München gefragt, was man denn tun müsse, wenn einem während eines Waldlaufs der Herzinfarkt ereile. Weiterlaufen, empfahl der als Vater der Joggingbewegung und protagonistischer Förderer bzw. Förderer des Frauenausdauersports bekannte Landarzt aus Waldniel völlig unkonventionell. Das aber war eine gekonnte Provokation des provozierenden Propheten (G. Uhlenbruck) angesichts der Schäden, die eine Ruhigstellungsmedizin über die Jahrzehnte zu verantworten gehabt hatte und, das muss man leider sagen, auch bis heute noch mancherorts zu verantworten hat. Gerrit van Aaken hat die Lehre seines charismatischen Großvaters, in einem Satz zusammengefasst, fürs 21. Jahrhundert ins Internet gestellt: »Laufe langsam, laufe täglich, trinke in Maßen und iss nicht wie ein Schwein.«

Ausdauerstress macht 20 Jahre jünger

Wichtig ist, dass uns gerade der langsame, auch mit Gehpausen verbundene Dauerlauf vor Herzinfarkt und anderen Zivilisationskrankheiten schützen kann, und das ist wissenschaftlich gut fundiert. Zu den besonders wichtigen Anpassungsmechanismen des Herzens zählen nach Hollmann ein verminderter Sauerstoffbedarf des Herzmuskels, wobei aber gleichzeitig das Sauerstoffangebot steigt, und eine wachsende elektrische Stabilität unseres Lebensmotors. Gleichzeitig wird das Blut flüssiger, es verklumpt nicht mehr so leicht. Das aber wirkt der Gefäßverkalkung (Arteriosklerose) ganz entschieden entgegen und beugt Gefäßverschlüssen vor. Entsprechender Ausdauerstress kommt auch unserem Blutdruck sowie dem Fett- und Zuckerstoffwechsel zugute. Er bringt unseren Enzymhaushalt in Schwung, wovon zum Beispiel auch die Mitochondrien, die Kraftwerke in unseren Billionen von Zellen, profitieren. So konnten, wie aus der Kölner Forschungspipeline weiter hervorgeht, selbst 65- bis 70-jährige Personen nach einem nur mehrwöchigen Training eine organische Leistungsfähigkeit wiedererlangen, die den Durchschnittswerten von je 20 Jahre jüngeren, untrainierten Personen entsprach.

Das, was kein Medikament kann, lässt sich generell durch körperliche Betätigungen fördern, die unsere Ausdauer fördern, und dazu zählen neben dem langsamen Dauerlauf (neudeutsch: Jogging) bzw. Wandern (neudeutsch: Walking, mit und ohne Stöcken) zum Beispiel auch Radfahren, Schwimmen und der Skilanglauf.

Fast 100-Jährige legen noch Muskeln zu

Was für die Ausdauer gilt, gilt auch für die Kraft und Koordination: So konnten, wie Untersuchungen von Fiatarone et al. zeigten, selbst 87- bis 96-jährige Männer ihre Muskelkraft durch entsprechende Übungen noch hoch signifikant steigern, was Fähigkeiten wie das selbstständige Treppensteigen entscheidend förderte und der Lebensqualität insgesamt, hinsichtlich einer Vielzahl von Alltagsverrichtungen, äußerst dienlich war. Ansonsten aber beginnen jenseits des 30. bis 40. Lebensjahres unweigerlich Skelettmuskelzellen abzusterben: Die Defizite liegen bereits bis zum 70. Lebensjahr zwischen 20 und 40 Prozent, wie Hollmann berichtet. Den nur scheinbar altersbedingten Verlusten könne hoch intensiv mit erstaunlich geringem Aufwand entgegengewirkt werden: Werde täglich mindestens fünfmal, so der Sportmediziner, eine Muskelgruppe je mindestens fünf bis zehn Sekunden mit etwa 70 Prozent der individuellen Muskelkraft statisch (isometrisch: durch An- und Entspannung) beansprucht, könne das ausreichen, um altersbedingte Defizite nahezu hundertprozentig zu kompensieren.

Alle Teenagerklischees gesprengt

Auch wer regelmäßig schwimmt, beugt dem altersbedingten Muskelschwund mit relativ geringem Aufwand optimal vor. Davon ist Professor Joel Sager vom Institut für Bewegungswissenschaften der Universität von Indiana in Indianapolis überzeugt. Das Wasser kennt kein Geburtsdatum, ist die Devise des Schwimmgurus, der mit gutem Beispiel voranschwimmt und dabei immer wieder so manchen seiner jungen Studenten abhängt. Mit seinem Schützling Dara Torres hat Sager jetzt auch mit der Ansicht aufgeräumt, Weltklasseleistungen im Schwimmen seien nur in jungen Jahren zu erreichen. Die mittlerweile 41-jährige Amerikanerin gewann bei der Olympiade 2008 in Peking dreimal Silber und sprengte damit alle Teenagerklischees, nachdem sie bereits 1984 und damit fast ein Vierteljahrhundert zuvor bei den Olympischen Spielen in Los Angeles die Goldmedaille geholt hatte.

Voraussetzung für eine solche Konstanz über Jahrzehnte aber ist, dass die Trainingsreize wohldosiert erfolgen: Wie für Ausdauerbelastungen gilt generell auch für den Muskelstress, dass ein Zuviel sowohl der Leistung als auch der Gesundheit eher abträglich ist. Die akute Überbeanspruchung von vorher untrainierten Muskeln kann zur Muskelvernichtung, vom Fachmann Rhabdomyolyse genannt, führen. Das Phänomen der Rhabdomyolyse ist indes nicht nur etwa aus der Bodybuilderszene bekannt, sondern auch bei Patienten, die bestimmte Cholesterinsenker mit der Gefahr entsprechender Nebenwirkungen einnehmen.

Jogging fürs Gehirn effektiver als Gehirnjogging

Auch unser Gehirn will trainiert sein, wie schon Untersuchungen zeigen, die bereits nach einem mehrwöchigen Abschalte-Faulenzer-Urlaub eine Abnahme des Intelligenzquotienten nachweisen. Nicht nur das geistige Gehirnjogging, etwa in Form von Merk- und Konzentrationsaufgaben, hilft unserem Denkapparat weiter, sondern in besonderem Maße die körperliche Aktivität. Wesentliche Forschungen verdanken wir auch hier den Kölner Sportmedizinern. Unerhört vielfältig, verlautet es aus der Domstadt, sind die Verknüpfungen zwischen unserer Skelettmuskulatur und bestimmten Gehirnregionen. Muskuläre Arbeit beeinflusst daher sehr wohl, auch wenn das lange bestritten wurde, die Gehirndurchblutung und den Gehirnstoffwechsel: Jede kleinste Anregung der Hirndurchblutung führt automatisch zu einer Mehrproduktion von Hunderten biochemischer Substanzen.

Dabei ist die Plastizität unserer Hirnnerven auch noch im höheren Alter gewährleistet, was heißt, das selbst da noch neue Neuronen (Nervenzellen) gebildet werden, mit ihren Dendriten (Fortsätzen) sprießen und mit ihnen die Synapsentätigkeit (Verknüpfungen bzw. Erregungsleitung zwischen den einzelnen Nerven bzw. etwa zu den Muskeln hin) gefördert wird. Einfach ausgedrückt: Durch körperliche Aktivität lässt sich zum Beispiel das Kurzzeitgedächtnis selbst noch bei Hochbetagten schulen und steigern. Runter von der Couch heißt auch hier die Devise. Denn: Jogging fürs Gehirn ist, wie die modernen Forschungen anzeigen, durch ein herkömmliches Gehirnjogging keinesfalls zu ersetzen.

Barfuß auf der Via Appia zum Olympiasieg

Sowohl beim Ausdauersport als auch im Krafttraining werden dem Körper nicht nur wichtige Ressourcen entzogen, indem zum Beispiel die Kohlenhydratspeicher in den Muskeln mehr oder weniger entleert werden: Es werden sogar, ganz im Sinne des Trainingseffekts bzw. der Leistungssteigerung, kleine Schäden gesetzt. Muskelkater zum Beispiel entsteht nicht, wie man einstmals glaubte, durch Anhäufung von Milchsäure, sondern, wie bereits in den 70er-Jahren erkannt wurde, durch zahlreiche Mikroverletzungen in den Muskelfasern. Zur gezielten, dosierten Schädigung des Gewebes gehört auch, dass quasi mit jedem Wander- oder Joggingschritt Erythrozyten (rote Blutkörperchen) in den Fußsohlen zertreten werden. Nach längeren Läufen kann das zum Phänomen der Marschhämoglobinurie führen: Der rote Blutfarbstoff (Hämoglobin) der in Mitleidenschaft gezogenen Erythrozyten wird über den Urin ausgeschieden. Betroffen sind dabei aber, unter gleichzeitiger Förderung der Blutneubildung, fast ausschließlich die roten Blutkörperchen, die unelastisch geworden sind und ungünstige Fließeigenschaften aufweisen. Sie hätten sowieso eines möglichst baldigen Austausches bedurft. Somit wird auch hier durch Aktivität und wohldosierte Stressreize der Bewegung, im wahrsten Sinne des Wortes Schritt für Schritt, der Austausch alter, funktionsgeminderter gegen neue, leistungsfähigere Strukturelemente beschleunigt.

Wie weit dabei die Anpassungsfähigkeit des Menschen auch hinsichtlich seiner Füße geht, hatte Bikila Abebe bereits 1960 unter Beweis gestellt: Auf dem tückischen Kopfsteinpflastergeläuf der Via Appia in Rom setzte sich der Äthiopier im olympischen Marathonlauf durch, barfuß, weil er es von Kind auf gar nicht anders gewohnt war.

Das Zauberwort heißt Superkompensation

Das Zauberwort wohldosierter Stressreize und einer optimalen Anpassung an diese heißt Superkompensation: Während der Belastung sinkt das Leistungsniveau ab, um dann in der Erholungsphase wieder langsam in Richtung des ursprünglichen Niveaus und sogar darüber hinaus anzusteigen. Die Regenerationszeit nutzt der Körper zur funktionell-adaptiven Beseitigung der entstandenen (Mikro-) Schäden und um die Elektrolyt- und Kohlenhydratspeicher aufzufüllen, wozu man ihm natürlich durch geeignete Bedingungen wie Ruhe und Entspannung bzw. etwa auch durch eine adäquate Energiezufuhr

Gelegenheit geben muss. Aktive Erholung ist sinnvoll, wobei die belasteten Muskeln angeregt werden, auf unterster Stufe weiter zu arbeiten: Durch die Bewegung mit geringer Intensität werden sie gut durchblutet und mit Nährstoffen versorgt. Stoffwechselprodukte wie das Laktat (Salz der Milchsäure), die anfallen, wenn der Muskel hart arbeiten muss, können so besser abtransportiert werden.

In der Pause wächst der Muskel: Daran anschließend folgt nämlich die Phase der Superkompensation, in der sich der Organismus darauf einstellt, für künftige Belastungen zum Beispiel auch hinsichtlich seiner Muskelkraft und -ausdauer besser gewappnet zu sein und dieses höhere Leistungsniveau über einen bestimmten Zeitraum aufrecht zu erhalten. So geht man davon aus, dass in der Erholungsphase der Körper seine Energiespeicher im Sinne der Superkompensation über das Ausgangsniveau hinaus auffüllt. Mit der Zeit steigt dann nicht nur die Leistung kontinuierlich, sondern es wird zum Beispiel aufgrund der Anpassungsvorgänge auch weniger Regenerationszeit benötigt (Abbildung 1, Seite 65).

So gezielt neue Stressreize setzen

Der nächste Belastungs- bzw. Trainingsreiz ist demnach dann optimal, wenn der jeweilige Scheitelpunkt der Superkompensationskurve erreicht ist (Abbildung 2, Seite 66). Durch engmaschige leistungsdiagnostische bzw. labortechnische Untersuchungen lässt sich dieser Zeitpunkt heute für den Hochleistungssport sehr genau eingrenzen, was aber für den Breitensport nicht praktikabel ist. Hier geht man eher nach dem subjektiven Wohlbefinden vor, indem man die nächsten – intensiveren – Reize erst dann setzt, wenn man sich vollständig erholt und wieder voller Energie fühlt.

Wichtig sind somit ein gutes Körpergefühl und eine genaue Selbstbeobachtung: Es ist kein Problem, wenn sich die Muskeln zu Beginn der neuen Trainingseinheit noch etwas schwer anfühlen, nach circa 20 Minuten ruhiger Belastung sollte man sich dann jedoch deutlich wohler fühlen (A. Gasper). Gute Aufschlüsse, wie gut man sich von der Vorbelastung erholt hat, gibt auch die Pulsfrequenz in Ruhe. Wer seinen Ruhepuls regelmäßig beobachtet bzw. darüber sogar Aufzeichnungen führt, weiß genau, ob dieser wieder auf seinem Ausgangspunkt ist oder etwa noch leicht erhöht ist.

Seine Grenzen für Über- und Unterforderung finden

Durch so gesehen wohldosierte Belastungen zum jeweils richtigen Zeitpunkt steigt die Leistungskurve wellenförmig stetig an: So kann in der Folge noch nach Belastung ein höheres Leistungsniveau bestehen als das früher vor Belastung erreicht wurde. Ineffektiv wird das Training dann, wenn die neuen Belastungsreize, wie Abbildung 3, Seite 66 verdeutlicht, erst nach Abklingen der Superkompensationsphase erfolgen. Gar ins Negative bzw. stetig bergab bewegt sich die Leistungskurve im Übertraining: Davon spricht man, wenn stets neue Belastungsreize zu einem Zeitpunkt gesetzt werden, in dem die Phase der Superkompensation noch gar nicht erreicht ist (Abbildung 4, Seite 66).

Entscheidend ist also der richtige Umgang mit dem Belastungsstress, aber das gilt für Anforderungen jeglicher Art im Leben. Regeneration ist wichtig und unabdingbar, damit der Organismus sich erholt und dann das über den Stress Gelernte auch umsetzen kann. Bleiben adäquate Stressreize aus, kommt es unweigerlich zum Rückschritt: Das ist der Rhythmus des Lebens, wobei hier jeder für sich seine eigenen Grenzen für eine Über- wie auch Unterforderung ausloten sollte.

1.) Reaktion des Organismus auf Belastung

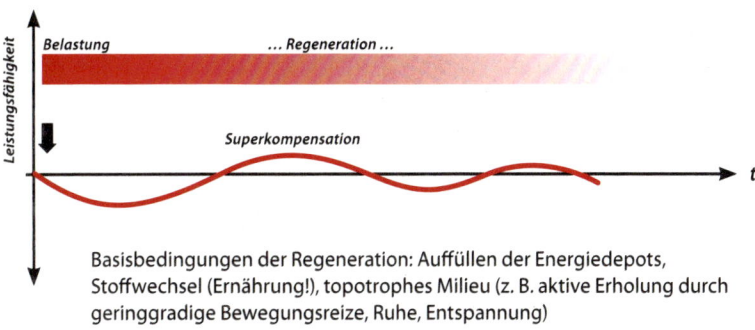

Basisbedingungen der Regeneration: Auffüllen der Energiedepots, Stoffwechsel (Ernährung!), topotrophes Milieu (z. B. aktive Erholung durch geringgradige Bewegungsreize, Ruhe, Entspannung)

2.) Richtiges Training

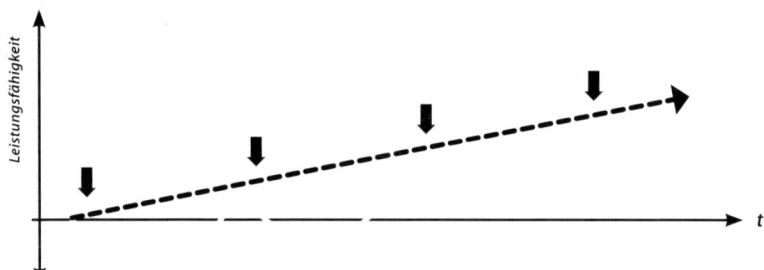

Die Trainingsreize fallen jeweils in die Phase der Superkompensation. Dadurch steigt die Leistungsfähigkeit immer weiter an.

3.) Ineffektives Training

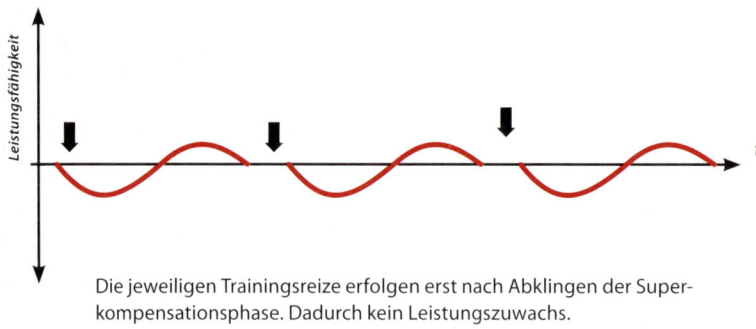

Die jeweiligen Trainingsreize erfolgen erst nach Abklingen der Super-kompensationsphase. Dadurch kein Leistungszuwachs.

4.) Übertraining

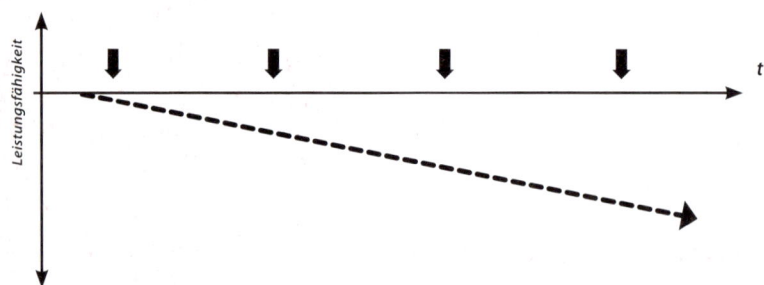

Trainingsreize vor Erreichen der Superkompensation. Die Leistungs-fähigkeit sinkt bei regelmäßiger Wiederholung des Trainings in diesem Zeitrhythmus durch Überforderung sogar ab.

StRESS

»Unter einem leeren Sack wird oft ärger gekeucht als unter einem vollen.«

— *Ungarisches Sprichwort*

Hauptproblem der Astronauten

Reizlos schlafft der Körper ab

Wir alle kennen das Bild ehemaliger Kosmonauten bzw. Astronauten, die nach längerem Aufenthalt im All zur Erde zurückkehrten. Von Helfern gestützt, wankten sie und drohten zu kollabieren, wenn sie aus ihren Raumkapseln geborgen wurden. Das von Schwerkraft und Luftwiderstand entstresste Leben war ihrem Organismus gar nicht gut bekommen, dem somit Schlüsselreize zur Gesunderhaltung fehlten. Neben Herz-Kreislauf-, Verdauungs- und Schlafproblemen drohen bei Entzug von Mutter Erde auch Veränderungen des Blutbilds und des Immunsystems, die Knochen werden immer brüchiger. Programme, wie die Berliner BedRest-Studie, sollen die negativen Gesundheitsphänomene näher ergründen und dazu beitragen, Gegenstrategien für längere Weltraumabenteuer, etwa für die Reise zum Mars, zu entwickeln.

Wer lange ruht, gefährdet sein Herz

Bereits im Jahre 1958 hatte die Kölner Arbeitsgruppe um Professor Hollmann experimentell aufzeigen können, dass eine neuntägige absolute Bettruhe die Leistungsfähigkeit von Herz, Kreislauf, Atmung und unseres gesamten Stoffwechsels deutlich herabfährt. Wurde vor und nach Bettruhe eine vorgegebene Leistung auf einem Fahrradergometer absolviert, geschah das nach längerem Entzug von jeglichem Belastungsstress mit wesentlich höheren Pulsfrequenzen und Atemminutenvolumina bzw. Verbrauch an Sauerstoff sowie mit größerer Übersäuerung anhand der Laktatwerte im Blut. Damit stieg die Gefahr eines Missverhältnisses zwischen Sauerstoffangebot und Sauerstoffbedarf im Herzmuskel, womit sich auch das Risiko des Zugrundegehens von Herzmuskelgewebe bis hin zum Herzinfarkt erhöhte. Kein Zweifel für die Forscher: Die Ruhigstellung von längerer Dauer entlastete das Herz-Kreislauf-System nicht, sie stellte eine deutliche Belastung und potenzielle Gefährdung dar!

Von Stressoren der Schwerkraft geprägt

Das sind Probleme, die auch für Weltraumfahrer von hoher Relevanz sind. Die Stressoren der Schwerkraft nämlich haben unser Herz-Kreislauf-System geprägt: Während wir aufrecht stehen, muss unser Herz auf der arteriellen Seite einen erhöhten Druck erzeugen, um das Blut bis zum Gehirn zu pumpen. Noch größer ist die Auswirkung der Schwerkraft auf der venösen Seite: Um den Rückstrom des Blutes zum Herzen zu gewährleisten, sind die Beinvenen mit einer erhöhten Spannkraft ausgestattet. In der Schwerelosigkeit aber führt dies zu Flüssigkeitsansammlungen in der oberen Körperhälfte. Passt der Astronaut sich dem etwa durch Reduktion der Blutmenge und Verringerung der Spannkraft seiner Venen an, führt das zur späteren passageren Unfähigkeit, sich im Schwerefeld der Erde aufrecht zu halten.

Auch unser Bewegungsapparat ist von der Natur in ständiger Anpassung an die Bedingungen der Schwerkraft entwickelt worden. Die größten Kräfte, die unsere Knochen erfahren, resultieren aus der gegen die Schwerkraft gerichteten Muskelkraft. Benutzen wir nun zum Beispiel unsere Beinmuskeln nicht, weil uns im Orbit oder bei längerer Bettruhe der Boden unter den Füßen fehlt, bauen nicht nur diese, sondern auch unsere Knochen ab. Ohne Einsatz von Muskelkraft wird nämlich auch dem Knochen kein Signal mehr vermittelt, dass er gebraucht wird. Auch das aber ist ein Adaptationsvorgang des ständig in Veränderung befindlichen Organismus Mensch, der uns davor schützen soll, uns mit schweren Knochen unnötig zu belasten.

Altersbedingt? Nein, es fehlen die Schlüsselreize!

In BedRest-Studien, wie sie am Zentrum für Muskel- und Knochenforschung des Universitätsklinikums Benjamin Franklin der Freien Universität Berlin (FUB) und im Bedrest-Zentrum der Europäischen Raumfahrtagentur an der Universität von Toulouse zur Durchführung gelangen, werden junge Leute über bis zu drei Monate zu Forschungszwecken bzw. zur Simulation der Schwerelosigkeit ruhiggestellt. Sie dürfen sich im Untersuchungszeitraum nicht aufrecht setzen bzw. gar das Bett verlassen, das hätte den sofortigen Studienausschluss zur Folge. Wie Professor Dieter Felsenberg und

Dr. Jörn Rittweger von der FUB mitteilen, zählt zu den wichtigen Erkenntnissen, dass zum Beispiel Knochenveränderungen, die wir als altersassoziiert bzw. altersbedingt ansehen, in Wahrheit auch während der Immobilisierung bzw. Ruhigstellung auftreten und somit kein grundsätzliches Problem des Alterns sind. Der Osteoporose bzw. dem Knochenabbau schlechthin und damit zusammenhängenden Schenkelhals- und Wirbelkörperfrakturen lässt sich durch effiziente Trainingsmethoden gegensteuern, dies bei Jung und Alt.

Das lässt sich auch im Liegen stärken

So zeigen vor allem die Ergebnisse von Long-Term BedRest in Toulouse mit dreimonatiger Ruhigstellung, dass Muskulatur und Knochen selbst während der Immobilisation hinsichtlich Kraft und Ausdauer günstig beeinflusst werden können. So büßte unter Fly wheel, einem speziellen Liegendtraining für Muskulatur und Knochen vor allem im Oberschenkelbereich, die langzeitimmobilisierte Gruppe junger Leute im Verlauf der Studie weniger als zehn Prozent ihrer Sprungleistung ein, während eine untrainierte Kontrollgruppe um mehr als 30 Prozent schlechter als zuvor sprang. Als Erfolg versprechend erwies sich auch ein spezielles, reflektorische Muskelkontraktionen auslösendes Vibrationstraining in der Berliner BedRest-Studie. Was bei Weltraumaufenthalten konsequenterweise zum Standard gehört, die regelmäßige Fitnessstunde, sollte hiernach auch auf Erden in jedem Lebensalter nicht vernachlässigt werden.

Kurzer Schwerkraftstress verlängerte Fliegenleben

Ein interessanter Hinweis, was den Einfluss der Schwerkraft auf Organismen bzw. deren Anpassung betrifft, kommt aus der Grundlagenforschung. Am Institut für Molekulare Biotechnologie in Wien ging man der Frage nach, wie das Versuchstier der klassischen Genetik und damit einer der am besten untersuchten Organismen der Welt, Drosophila melanogaster, in verschiedenen Lebensaltern und bei verschieden langer Exposition auf die Einflüsse einer gegenüber der normalen Erdanziehung überhöhten Schwerkraft (Hypergravitität) reagiert. Dazu wurden die relevanten Studien ausgewertet (N. Minois). Es zeigten sich deutliche Einflüsse der Hypergravitität (HG) auf den Organismus der Schwarzbäuchigen Taufliege im Sinne der Hormesis bzw. dosisabhängigen Anpassungsreaktion: Ein kurzer HG-Stress zu Beginn der Erwachsenenphase verlängerte die Lebensspanne männlicher Fliegen deutlich. Wurde Drosophila melanogaster jedoch lebenslang der erhöhten Schwerkraft ausgesetzt, hatte das vorzeitige Alterung und früheres Ableben zur Folge, wobei zum Beispiel aber Hitzeeinwirkung von den Tieren im jungen und mittleren Alter besser vertragen wurde: Auch Dauerstress in Form der HG förderte offensichtlich bestimmte Anpassungs- und Abwehrreaktionen, überforderte aber letztlich die Adaptationsmöglichkeiten im Fliegenorganismus.

Auf den Menschen bezogen kann die Folgerung sicher nicht heißen, ihn hin und wieder dem Stress künstlich überhöhter Schwerkraft auszusetzen. Gleichwohl sind die Ergebnisse an der Drosophila-Fliege ein weiterer, wichtiger Beleg für die Gültigkeit des Hormesisprinzips bei lebenden Organismen.

Zu viel Alkohol wäre Gift, aber Abstinenz ist ungesund!

Alkoholstress ist Gift für unsere Zellen, kein Zweifel, und für bestimmte Mitbürger, zum Beispiel Schwangere oder Suchtgefährdete generell obsolet. Das Schlüsselwort heißt aber auch hier Mäßigung, denn in moderaten Dosen ergibt sich hier für die meisten von uns ein ganz anderes Bild. Totale Abstinenz wäre für sie der Gesundheit eher abträglich, und das gilt ganz besonders für den Wein.

Zu diesem Schluss kommen italienische Wissenschaftler, die in Metaanalysen eine Vielzahl von Weinstudien mit insgesamt Millionen von Probanden auswerteten. Wie sie in der internationalen Medizinerfachzeitschrift Circulation berichteten (A. di Castelnuovo et al.), ergab sich für wirkliche Weingenießer, pro Tag etwa 0,1 bis 0,2 Liter, eine signifikante (wissenschaftlich stichhaltige) Senkung des Herz-Kreislauf-Risikos von 32 Prozent. Dabei wurde eine klare Dosis-Wirkungs-Beziehung mit J- bzw. U-förmigem Verlauf deutlich, wonach sich das Risiko mit höheren Dosen wieder dem des Abstinenten angleicht bzw. dieses übersteigt. Eine weitere, in den Archives of Internal Medicine veröffentlichte Auswertung (G. de Gaetano et al.) hatte als Ergebnis, dass mäßige Alkoholkonsumenten im Vergleich zu Abstinenzlern und Vieltrinkern eine um 18 Prozent niedrigere Sterberate in definierten Zeiträumen aufwiesen.

French Paradox machte Furore

Das erstaunliche Phänomen hatte schon im Rahmen des French Paradox (französischen Paradoxons) weltweit Furore gemacht: Professor Dr. Serge Renaud und Mitarbeiter konnten bereits im Jahre 1992 darauf verweisen, dass Französinnen und Franzosen, trotz vergleichsweise häufig ungesünderer Lebensweise etwa in Form des Rauchens, die niedrigste Mortalitätsrate (Sterblichkeitsrate) an Herz-Kreislauf-Erkrankungen in der westlichen Welt aufzeigten. Große Studien wie das MONICA-Projekt der WHO und die Parisian prospective study ergaben, dass im Wein- und Genießerland Frankreich die Sterblichkeit an koronaren Herzleiden um sage und schreibe 68 Prozent bei den Männern und 71 Prozent bei den Frauen niedriger lag als beispielsweise im Vergleich zu Großbritannien.

Low-Dose-Schutz für Herz und Kreislauf

Nicht nur bis dato Gesunde profitieren gemäß Datenlage, sondern zum Beispiel auch Koronar- und Hochdruckkranke sowie Typ-2-Diabetiker und Diabetesgefährdete. So lag bei Auswertung der an 36.583 Männern durchgeführten Nancy-Langzeitstudie, wie eine Veröffentlichung im American Journal of Clinical Nutrition durch S. C. Renaud zeigt, das Sterblichkeitsrisiko selbst bei leicht bis mittelschwer hypertonen (unter Bluthochdruck leidenden) Weintrinkern deutlich niedriger als bei Abstinenten: Dies bei täglichem, moderatem Konsum über einen Beobachtungszeitraum von 13 bis 21 Jahren.

Mäßig Alkohol erweist sich als Schutzfaktor für Herz und Kreislauf, indem er zum Beispiel entzündungsmindernd und damit antiatherosklerotisch der Plaquebildung entgegenwirkt (R. Estruch et al.). Akut wird, ähnlich wie durch niedrige Dosen von Acetylsalicylsäure, die Bildung von Blutgerinnseln gehemmt und damit das Risiko für Herz- und Hirninfarkt günstig beeinflusst, so eine Studie am Institut für Herzmedizin an der Universität von Montreal (L. Lacoste et al.). Alle untersuchten alkoholischen Getränke zeigten in einer Studie von S. G. Wannamethee et al. an der Londoner Royal Free University eine direktdosisabhängige, günstige Wirkung auf gefäßschützende Lipoproteine hoher Dichte (HDL-Cholesterin), nur der Wein senkte risikoreiche Blutneutralfette (Triglyzeride) sowie die Insulinspiegel.

Hilft Insulin einsparen ...

Diese und verschiedene andere Studien weisen eindrücklich darauf hin, dass regelmäßiger, mäßiger Konsum alkoholischer Getränke die Insulinsensitivität und damit das Ansprechen der Körperzellen auf dieses Hormon fördert und somit Zuckerstoffwechselstörungen in Form des Typ-2-Diabetes und deren oft fatalen Folgen an Herz und Gefäßen sowie (lebens)wichtigen Organen vorbeugen bzw. entgegnen kann (A. H. Harding et al., M. J. Davies et al., P. V. Kenkré et al., M. M. Joosten et al.). Den insulinsparenden und damit diabetesprotektiven Effekt bestätigt eine in Diabetes Care publizierte, große Metaanalyse aller relevanten Langzeitbeobachtungsstudien der letzten Jahre, die den Zusammenhang zwischen dem Konsum alkoholischer Getränke und der Entwicklung von Typ-2-Diabetes erforscht hatten (L. L. Koppes et al.).

... und hält im Alter geistig fit

Immer mehr verdichten sich auch die Hinweise, dass Konsumenten moderater Mengen alkoholischer Getränke im Alter im Vergleich zu Abstinenzlern wie auch zu Zu-viel-Trinkern eine höhere geistige Leistungsfähigkeit aufweisen. Dagegen wirkte sich unmoderater Alkoholkonsum, ebenfalls anhand der Honolulu-Asia Aging Study, äußerst ungünstig auf die Hirnfunktion im Alter aus (D. J. Galanis et al.). Menschen über 65 Jahre den mäßigen Weingenuss zu verbieten, dafür gibt es aber generell keinen medizinisch rationalen Grund, wie eine Studie an 3.777 Senioren in der französischen Region Bordeaux bestätigt. J. M. Orgogozo et al. fanden hier auch nach Korrektur hinsichtlich bekannter Einflussfaktoren wie Alter, Bildung und Geschlecht eine im Vergleich zu Abstinenzlern wissenschaftlich sehr deutliche (hoch signifikante) Senkung des Alzheimer- und Demenzrisikos bei älteren Menschen durch mäßigen Alkoholkonsum vor allem in Form von Wein. Diese Befunde wurden durch andere Autoren bestätigt (A. Ruitenberg et al., K. Mehlig et al., K. J. Mukamal et al.).

Passt zum gesunden Lebensstil

Moderater Alkoholkonsum passt zu einem insgesamt gesunden, aktiven Lebensstil und potenziert dessen Benefit, wie eine große, im European Heart Journal veröffentlichte Untersuchung von J. Ø. Pedersen et al. bestätigt. Hier wurden insgesamt 11.914 bis dahin herzgesunde Dänen im Alter von 20 Jahren und darüber über im Mittel zwei Jahrzehnte studienmäßig begleitet. Wer regelmäßig körperlich aktiv war und mäßig Alkohol trank, erwies in diesem Zeitraum ein im Mittel deutlich geringeres Risiko für eine ischämische (durchblutungsbedingte) Herzkrankheit mit fatalen Folgen, auch war bei dieser Klientel die Sterblichkeit insgesamt verringert. Hinsichtlich der Alkoholmenge zeigte sich auch hier eine typische U-Kurve: Das heißt mit größeren Alkoholmengen schlugen die positiven Wirkungen ins Gegenteil um, aber auch Nichttrinker, ganz besonders die Inaktiven unter ihnen, waren erheblich gefährdeter.

Auch hier: Dosis facit venenum

Kein Zweifel also, dass auch für den Zellstressor Alkohol die alte Weisheit gilt, dass die Dosis das Gift macht (Dosis facit venenum). Zwar sind beim Wein eine Vielzahl von pflanzlichen Inhaltsstoffen, sekundäre Pflanzenstoffe wie etwa die Polyphenole und das Quercetin, zu berücksichtigen, die günstige physiologische Wirkungen besitzen. Dem Alkohol kommen aber ganz eigenständige gesundheitliche Effekte zu, wie inzwischen Hunderte von internationalen Studien verschiedenster Beweisebenen, publiziert in renommierten wissenschaftlichen Medien, zeigen. Sich dessen Reizen nicht gänzlich zu entziehen, kann demnach sehr nützlich sein.

Die grüne Fee

Giftmix oder Kreativstress?

Anfang des 20. Jahrhunderts wurde sie Schritt für Schritt aus Europa verbannt, die grüne Fee, nach über 70 Jahren der Abstinenz war sie wieder zurück. Die Rede ist vom Absinth, der außer Alkohol verschiedene aktivierende Wirkstoffe wie vor allem das Wermutkraut (lat. Artemisia absinthium, engl. wormwood) enthält. Durch das ätherische Öl des für die Absinthherstellung verwendeten Wermuts wird Thujon freigesetzt, das in hoher Dosierung ein gefürchtetes Nervengift ist: Seine Nebenwirkungen reichen bis hin zur Verwirrtheit und epileptischen Krämpfen. Aber auch hier gilt: Die Dosis macht das Gift, zumal Artemisia absinthium zu den ältesten uns heute bekannten Arzneikräutern zählt, und so gibt es über das Kultgetränk mit lange Zeit weithin schlechtem Ruf auch durchaus Positives zu berichten.

Rezeptur aus einem schweizer Juratal

Das Rezept für Absinth entstammt einem Juratal im heutigen schweizerischen Kanton Neuenburg, dem Val-de-Travers bei Neuchatel, es entstand in der zweiten Hälfte des 18. Jahrhunderts. Für diese Gegend ist der Konsum von mit Wermut versetztem Wein ab 1737 belegt. Für ihr Heilmittel Bon Extrait d'Absinthe warben die Schwestern Henriod bereits 1769 in einer Zeitungsannonce in Neuchatel, es bestand aus Alkohol, Wermut, Anis, Fenchel, Zitronenmelisse, Kamille und weiteren Kräutern. Als Frankreich 1830 Algerien besetzte, erhielten die Soldaten prophylaktisch tägliche Absinthrationen, dies in der Hoffnung, damit nicht nur die Auswirkungen von schlechtem Trinkwasser auf den Magen-Darm-Trakt, sondern auch die Malaria bekämpfen zu können und die Kampfmoral insgesamt zu heben. Aus Algerien zurückkehrendes Militär, das die Spirituose indes nicht nur als Heilmittel schätzen gelernt hatte, machte Absinth in ganz Frankreich bekannt: Absinthdestillerien schossen wie Pilze aus dem Boden, die Produktionsmenge wurde von rund 400 Litern pro Tag auf bis zu 20.000 Liter gesteigert.

Die heure verte des 19. Jahrhunderts

So war bereits um 1860 die heure verte, die grüne Stunde, im Alltagsleben französischer Metropolen etabliert, Absinthtrinken zwischen 17.00 und 19.00 Uhr galt als chic. Besonders beliebt war das preisgünstige Getränk, das in den Gläsern grünlich schimmerte und mit Wasser verdünnt wurde, in der Arbeiterschicht und in Künstler- und Bohemekreisen (R. Mohler). Große Maler des Impressionismus und des Expressionismus haben sich in ihren Werken immer wieder mit dem Absinth auseinandergesetzt, viele Kunstwerke des 19. Jahrhunderts sind durch die inspirierende Wirkung der grünen Fee, als dem Stressor bzw. Schlüsselreiz für höchste Kreativität, entstanden. Zu den bekennenden Absintheuren der Belle Epoque zählten große Künstler und Intellektuelle wie Baudelaire, Manet, Rimbaud, Verlaine, Toulouse-Lautrec, van Gogh und Gauguin. Oscar Wilde beschrieb seine Absinthimpressionen mit den Worten: »Absinthe has a wonderful color, green. A glass of absinthe is as poetical as anything in the world« (B. Conrad). So scheint es, als sei die gesamte europäische Elite der Literatur und der bildenden Künste im Absinthrausch durch das ausgehende 19. und beginnende 20. Jahrhundert getorkelt (H. Bertschi und M. Reckewitz).

Vom Verbot zum intellektuellen Gut?

Der Umgang mit dem Getränk wurde immer unverantwortlicher, indem zum Beispiel einige Hersteller äußerst minderwertigen Alkohol und andere Schadstoffe beigemischt haben sollen. Nach einem spektakulären Mordfall im Jahre 1905, bei dem neben Riesenmengen Wein und Branntwein auch der Konsum von Absinth im Spiel gewesen war, wurde die grüne Fee schrittweise in fast ganz Europa verboten, um dann viele Jahre später, 1981 und 1998, mit allerdings reglementiertem Thujonanteil kraft EWG-Regelungen bzw. EU-Gesetzgebung wieder legalisiert zu werden.

Weil in dem besagten Val-de-Travers aber selbst nach dem Verbot, das in der Schweiz bis zum 1. März 2005 währte, noch viele Destillationen offenbar im Verborgenen voller Stolz als clandestin weitergeführt worden waren (T. Grescoe), kann man dort, darauf legen die Einwohner Wert, auf eine 250-jährige, ununterbrochene Geschichte der Absinthproduktion verweisen. Jetzt bemüht man sich, in direkter Konkurrenz zu den Nachbarn in Frankreich in der Gegend um Pontarlier, Absinth als intellektuelles Kulturgut des Val-de-Travers unter dem IGP, dem indication géographique protégée, schützen zu lassen.

Wermutkraut als Cortisonsparer

In die Schlagzeilen der Medizinpresse rückte das im Absinth enthaltene Wermutkraut dann noch einmal im Jahre 2007, als von Wissenschaftlern der Yale Universität in New Haven/Connecticut in Kooperation mit deutschen Forschern die heilsame Wirkung von Artemisia absinthium, allerdings in Pulverform, bei einer gefürchteten, entzündlichen Erkrankung des Magen-Darm-Trakts (Morbus Crohn) nachgewiesen werden konnte: Dies nach strengsten wissenschaftliche Kriterien in einer placebokontrollierten Doppelblindstudie (B. Omer et al.). Den insgesamt 40 Morbus-Crohn-Patienten wurde dabei entzündungshemmendes, mit potenziell starken Nebenwirkungen behaftetes Cortison vorenthalten, während die eine Hälfte von ihnen fortan Wermutkraut, die andere Hälfte ein Scheinmedikament (Placebo) erhielt. Während es 18 von 20 Patienten nach Cortisonentzug unter dem Wermutkraut in der Beobachtungszeit von bis zu 20 Wochen sogar stetig besser ging, waren unter dem Scheinmedikament immer wieder Rückfälle zu verzeichnen, die eine Wiederaufnahme der Cortisontherapie bei 16 von 20 dieser Patienten nötig machten. So gestehen die Autoren der Studie Artemisia absinthium eine deutliche cortisonsparende Wirkung zu. Neben dem ausgeprägten entzündungshemmenden Effekt wirkte sich Wermutkraut auf diese Patienten auch deutlich positiv auf das Allgemeinbefinden, besonders die Stimmungslage, aus und förderte deren Lebensqualität.

Trinkverhalten ist entscheidend

Auch beim Naturprodukt Absinth sind demnach, wie beim Wein, gesundheitlich positive Effekte zu verzeichnen, die sich einerseits auf die pflanzlichen Inhaltsstoffe beziehen und andererseits, bei maßvollem Genuss, auf den Alkohol per se. Die Qualität der Produkte wie vor allem auch das Trinkverhalten spielen hier wie dort eine wichtige, ja die entscheidende Rolle: Dosis facit venenum, das gilt nicht zuletzt auch für die grüne Fee, die uns bei vernunftvollem Einsatz als Stressor der positiven Art zu inspirieren vermag.

STRESS

»Man erkennt den Irrtum daran, dass alle Welt ihn teilt.«

— *Jean Giraudoux*

Janusköpfiges Radon

Schürt den Krebs oder schützt vor ihm

Bereits im Jahre 1913 war das flüchtige Edelgas Radon in den Verdacht geraten, für das extrem hohe Auftreten von Lungenkrebs bei Bergleuten in Schneeberg/Sachsen verantwortlich zu sein. Paracelsus war dem Phänomen schon weit früher, in seiner Schrift von der Bergsucht und anderen Bergkrankheiten aus dem Jahre 1537, auf der Spur. In den 60er-Jahren gelang dann der epidemiologische Nachweis über den Zusammenhang zwischen Radon und Lungenkrebs in der Colorado-Plateau-Kohorten-Studie. Auch in anderen großen Studien mit hohen Belastungen zeigte es sich, dass Radon nach Rauchen die wichtigste Ursache für Lungenkrebs ist. Da für das Umweltgas kein Schwellenwert existiere, sollten die Radonkonzentrationen in Innenräumen so niedrig wie möglich gehalten werden, fordern manche Umweltmediziner. In den USA wird mancherorts bei bzw. vor jedem Neubau eine Radonmessung gemacht: Belastetes Bauland ist dort so gut wie wertlos.

Die Diskussion zum Thema aber ist weitgehend emotional aufgeheizt, was den Blick zu Realitäten versperrt.

Pittsburgh-Studie ließ aufhorchen

Den sachlichen wissenschaftlichen Zugang suchten im Jahre 1998 Experten aus aller Welt, die sich in Bad Hofgastein/Österreich zum Internationalen Symposium »Radon und Gesundheit – Radon and Health« trafen. Aus dem umfassenden Bericht über das Meeting durch Privatdozent Dr. Albrecht Falkenbach im Deutschen Ärzteblatt geht Erstaunliches hervor: Zahlreiche hier vorgelegte Ergebnisse belegten nicht die bekannte positive Korrelation zwischen Radonexposition und dem Krebsrisiko, wie sie aus dem Uranbergbau im Hochdosisbereich bekannt ist. Ganz im Gegensatz dazu wurde im niedrigen Dosisbereich sogar eine negative Assoziation zwischen der Radonkonzentration und der Sterblichkeit an Lungenkrebs festgestellt (B. L. Cohen). Das galt zum Beispiel für Wohnraumkonzentrationen bis zu 6 pCi/l, wie aus einer großen, in 1.759 Landkreisen in den USA durchgeführten Studie der Universität von Pittsburgh hervorging, wobei Messungen der Radonexpositionen in rund 272.000 Häusern erfolgten.

Low-Dose-Radonstress kurbelt Abwehrreaktionen an

Was ist die Erklärung für diese Janusköpfigkeit des Radons, was das Schüren von bzw. den Schutz vor Lungenkrebs betrifft? Die Experten kamen zu dem Schluss, dass die ionisierende Strahlung des Radons einen doppelten Effekt hat, da sie einerseits zwar Schädigungen im zellulären Bereich induziert, andererseits aber Reaktionsmöglichkeiten bzw. Immunantworten zum Schutze der Zellen und des Gewebes aktiviert. Letztere betreffen

- das antioxidative, gegen schädliche freie Radikale gerichtete System,

- enzymatische Reparaturleistungen und

- mit der Förderung der Apoptose einen eminent wichtigen Selbstreinigungsmechanismus unseres Körpers, der schadhafte bzw. krebsartig entartete Zellen in den Untergang treibt.

Die Ankurbelung dieser nützlichen Reaktionen wie auch des Immunstatus durch Low-Dose-Radonstress gewährleistet nicht nur eine weitgehende Beseitigung der strahleninduzierten Läsionen, sondern auch von Schädigungen, die durch vielfältige andere, auf den Körper von innen oder außen einwirkende Noxen ausgelöst werden. Als Konsequenz dieser aktivierten Schutzfunktionen der Zelle resultiere bis zu einer Dosis von etwa 0,2 Gy ein Nutzen für den Organismus, erst bei Überschreiten dieser Bestrahlungsdosis dominierten die negativen Effekte.

Radikalfänger im Blut aktiviert

Besonders aus Japan wurde hierzu in Bad Hofgastein eine Vielzahl von experimentellen und klinischen Studienergebnissen vorgelegt. So traten zum Beispiel nach Radoninhalation bei Kaninchen erhöhte Konzentrationen von Superoxiddismutase und damit des Stoffes im Blut auf, der als Radikalfänger dem Abbau freier Sauerstoffspezies dienlich ist. Diese können zell- und gewebsschädigend sein, wenn sie im Übermaß auftreten. Im Tierversuch mit Mäusen zeigte sich eine signifikant höhere Überlebensrate nach hoch dosierter Radon-bestrahlung, wenn zwei Wochen zuvor die relevanten körpereigenen Schutzreaktionen durch eine niedrige Strahlenexposition aktiviert bzw. trainiert worden waren. J. Soto beschrieb ein dosisabhängig reduziertes Wachstum von Mammakarzinomzellen, deren Nährlö-sung Radon und Radonfolgeprodukte enthielt. Aus klinischer Sicht wurde von einer höheren Überlebensrate von Krebspatienten mit Non-Hodgkin-Lymphom berichtet, die neben der lokalen Tumor-bestrahlung eine niedrig dosierte Ganzkörper-Radon-Bestrahlung erhalten hatten.

Stressor Radon im neuen Licht

Während die Radonbehandlung in der Kurortmedizin beim Wirbel-säulenleiden des Morbus Bechterew und bei rheumatoider Arthritis sowie bei degenerativen rheumatischen Erkrankungen in ent-sprechenden Bädern bereits Tradition hat und zum Beispiel auch modulierend über das Immunsystem wirkt, zeichnet sich jetzt sogar ein möglicher Nutzen in der Krebstherapie ab. Das aber stellt einen erheblichen Paradigmenwechsel dar, wenn man bedenkt, dass bös-artige Geschwülste lange Zeit als Kontraindikation für die Radon-therapie galten. So ist auch Radon ein prägnantes Beispiel dafür, dass der menschliche Körper mit seinen Abwehr- und Regenerations-möglichkeiten viel differenzierter strukturiert ist, als das eine mecha-nistische Reparaturmedizin wahrhaben möchte.

StRESS

»Auch wenn alle einer Meinung sind,
können alle unrecht haben.«

— *Bertrand Russell*

Stresseffekte ionisierender Strahlenbelastung

Ein Ketzer, wer hier von Nutzen spricht?

Es war wenige Tage nach der furchtbaren Katastrophe von Tschernobyl, als am 2. Mai 1986 die Fußballer von Dynamo Kiew ihren Gegner Atletico Madrid im Europapokal-Endspiel der Pokalsieger schwindelig spielten. Sie dominierten weit mehr, als es selbst das klare Ergebnis von 3 : 0 aussagt, waren immer einen Tick schneller am Ball und wirkten insgesamt wie aufgedreht. Während ganz Europa vor den potenziellen Folgen des Strahlensmogs erzitterte, spielten die Kiew-Kicker unbekümmert und stark auf, obwohl sich die Katastrophe quasi vor ihrer Haustüre ereignet hatte. Wie um alles in der Welt war das denn zu erklären?

Auslöser hitziger Kontroversen

Ein Radiologe, damals mit dem Phänomen in persönlicher Nachfrage konfrontiert, lächelte geheimnisvoll verschmitzt: Es gebe eben auch guten Stress, den Eu-Stress, und den könnten selbst ionisierende Strahlen unter bestimmten Bedingungen auslösen, wobei man das alles natürlich nicht verallgemeinern dürfe. Wie das?, kam da der Fragesteller, noch ganz unter dem Eindruck des Tschernobyl-Gaus, zum Grübeln, handelt es sich bei dem Röntgenfachmann etwa gar um einen Strahlenjunky, dem sein Fachgebiet im Laufe der Jahre allzu sehr ans Herz gewachsen ist?

Aber: Was damals allzu weit hergeholt und geradezu abstrus anmutete, wird heute in der Wissenschaft ernsthaft und unter teils hitzigen Kontroversen diskutiert. Hier prallen viele Meinungen konträr aufeinander, wobei Hardliner der Wissenschaftsszene immer noch auf der von ihnen postulierten linearen Dosis-Wirkungs-Beziehung zwischen Strahlenbelastung und Schädigung beharren. Demgegenüber geradezu ketzerisch müssen dieser Klientel von Forschern einige ihrer Kombattanten anmuten, die bereits von einem gewissen Strahlenbedarf des Menschen ausgehen. Wirklich gesichert scheint indes nur das Phänomen der Punktmutation zu sein: Schon der Volltreffer eines einzelnen zufälligen Strahlenphotons reicht theoretisch aus, um genau die eine Mutation zu bewirken, die zum Krebstod führen könnte. Die Wahrscheinlichkeit hierfür liegt aber bei etwa 10–14 und damit noch exponenziell unterhalb derer, einen Millionen-Jackpot im Lotto zu knacken.

Auch biopositive Reaktionen ...

Entsprechende Erwägungen sind Forschern wie Professor Dr. Ludwig E. Feinendegen fern. Der vor seiner Emeritierung an der Heinrich-Heine-Universität Düsseldorf tätige Nuklearmediziner kann darauf verweisen, dass in den letzten 25 Jahren stark verbesserte Untersuchungstechniken an biologischen Materialien zu neuen Erkenntnissen der Wirkung kleiner Strahlendosen geführt haben. Im Gegensatz zu hohen Strahlendosen bewirkt Niedrigstrahlung, je nach Art der Spezies eines Organismus, der Zellen und ihrer genetischen Konstitution, auch biopositive Reaktionen. Diese treten mit einer Verzögerung von Stunden auf und können bis zu mehrere Wochen und Monate anhalten. Es handele sich hier, so Feinendegen, um Anpassungsreaktionen des Körpers, deren Schutzwirkung darin bestehe, dass sie Schäden am genetischen Material des Menschen, der Desoxyribonukleinsäure (DNA), verhindern, reparieren oder beseitigen könnten.

... und unterm Strich ein Nettoschutzeffekt

Demgegenüber seien die von kleinen Strahlendosen verursachten Schäden am genetischen Material verhältnismäßig sehr gering, dies auch im Vergleich zu Schäden, die während des gesamten Lebens zum Beispiel von Stoffwechselgiften ausgehen. Unterm Strich ergebe sich ein Nettoschutzeffekt, der eine Verringerung der Krebswahrscheinlichkeit voraussage. Feinendegen wörtlich: »Die neuen Forschungsergebnisse widersprechen der Gültigkeit des im Strahlenschutz angewandten Konzeptes der linearen Beziehung zwischen Dosis und Wirkung.«

Zu den neueren Daten, die der Nuklearmediziner hierfür ins Feld führt, zählt zum Beispiel die experimentelle Bestätigung, dass die DNA jeder Zelle im Körper jeden Tag millionenfach nicht von Strahlung, sondern endogen, von innen heraus, geschädigt wird, wobei die Zahl von ernsteren DNA-Doppelstrangbrüchen (DSB) zwischen etwa 0,1 und 2 Ereignissen pro Zelle und Tag liegt und mit dem Alter des Körpers zunimmt (K. Rothkamm et al., O. A. Sedelnikova et al.). So entstünden DSB im Körpergewebe etwa 1.000-mal häufiger im Rahmen von Stoffwechselvorgängen als durch Strahlung (M. Pollycove et al.). Hinzu kommt, dass allein durch die natürliche Hintergrundstrahlung, weit höher noch etwa bei Flugreisen, jede Zelle im Körper mehrmals im Jahr von einem Strahleneinfangereignis mit zum Teil hoher Energiedisposition getroffen wird: Hätte das zum Beispiel Einfluss auf die Stabilität unserer Gene und, damit verbunden, auf die Krebsentstehung, müssten schon nach wenigen Jahren alle Zellen des Körpers genetisch instabil werden, und die Krebswahrscheinlichkeit wäre schon früh im Leben weit höher, als das tatsächlich der Fall ist.

Der beste Schutz vor Stress ist der Stress selbst

Biologische Systeme, betont Feinendegen, sind eigenständig abgegrenzte Identitäten und besitzen die Fähigkeit, nicht nur für ihre Existenz erforderliche Stoffe aus der Umgebung aufzunehmen und entsprechend zu nutzen, sondern sich auch gegen existenzbedrohende Stoffe und Einflüsse zu behaupten. Hierfür ist der Austausch von Signalen im Inneren wie zum Äußeren für unser Zellsystem äußerst wichtig, der ausgereifte Organismus verfügt über Kaskaden von Signalen (B. Alberts et al., A. L. Lehninger et al.). Die für jeweils eine Organisationsebene, die molekulare, zelluläre oder gewebliche, wesentlichen Signale aktivieren dabei Zellvorgänge, die das Gesamtsystem für seine Existenz braucht. Das für die Integrität eines biologischen Systems notwendige Gleichgewicht seiner zahlreichen Reaktionen, auch Homöostase genannt, antwortet auf Störungen in unterschiedlicher Weise und zwar je nach Art und Ausmaß der Störung. Entsprechende adaptive Systemantworten entsprechen auch der Erfahrung im tagtäglichen Leben, man denke dabei nur an die Immunabwehr nach einer Infektion oder an sportliche Trainingseffekte. Der beste Schutz gegen – schädlichen – Stress ist der Stress selbst, was zum Beispiel auch an neuesten Forschungen zum oxidativen Stress bzw. zu den freien Sauerstoffradikalen deutlich wird (T. Finkel et al., T. J. Schulz et al.).

Low-Dose schützt vor High-Dose

Zwei prinzipielle Arten adaptiver Protektion nach Bestrahlung mit kleinen Dosen erscheinen aufgrund umfangreicher Forschungen plausibel:

- Die eine zielt, so Feinendegen, auf den Schutz vor erneutem Schaden und dessen Reparatur, um eine Zelle am Leben und funktionstüchtig zu halten,

- die andere sorgt für die Beseitigung geschädigter Zellen einschließlich solcher mit Mutationen oder genetischer Instabilität, wobei die Schadenseliminierung sowohl über den stressinduzierten, programmierten Zelltod, die Apoptose, oder etwa über die Reaktion eines stimulierten Immunsystems läuft.

Viele experimentelle Studien an Zellkulturen und in biologischen Geweben zeigen, dass eine Vorbestrahlung mit kleiner Dosis die Zellen resistenter gegen hohe Strahlendosen machen kann und damit auch gegen andere, zum Beispiel chemische Stoffe, schützen hilft (G. Olivieri et al., S. Wolff et al.).

Auch der gesunde Mensch bildet im Rahmen von Millionen von Zellteilungen Tag für Tag rund 100 bis 1.000 krebsartig veränderte Zellen, die vom intakten Immunsystem beseitigt bzw. in die Apoptose geführt werden müssen, um keinen Schaden anzurichten. Die strahleninduzierte Apoptose von vorgeschädigten Zellen und der Ersatz der verlorenen Zellen mit normalen Zellen dürfte auch unter diesen Aspekten eine wesentliche Schutzfunktion für den Organismus haben, wie experimentelle Befunde nahelegen (S. Kondo, T. Norimura et al.).

Natürliche Killerzellen aktiviert

Diese zeigen auch, dass kleine Dosen ionisierender Strahlen unser Immunsystem stimulieren können, das für die ständige Überwachung des Organismus hinsichtlich infektiöser Eindringlinge wie Bakterien und Viren und körperfremder Zellen sorgt (R. E. Anderson). Eine solche Strahlenstimulation brachte in Tierexperimenten vor sowie auch nach Übertragung von Krebszellen nicht nur eine Reduktion der Wahrscheinlichkeit der Tumorbildung, sondern verringerte auch die Häufigkeit von Metastasen (S. Hashimoto et al.). Es konnte nachgewiesen werden, dass das entscheidende Agens in der immunologischen Krebsabwehr, die Immunpolizei in Form der natürlichen Killerzellen, dosisabhängig aktiviert wurde (A. Cheda et al.). Die Effekte der Immunstimulation währten im Tierexperiment über Wochen bis Monate, höhere Dosen lösten eine Schwächung des Immunsystems aus (K. Sakamoto et al.).

Schwellenwert statt lineare Dosis-Risiko-Beziehung

Bei einer Vielzahl von experimentellen Anordnungen und ungeachtet der Unterschiede in den untersuchten Zellen und biologischen Systemen zeigen sich doch entscheidende Gemeinsamkeiten in den adaptiven Schutzreaktionen der Organismen, wie Feinendegen betont. Diese sind in der Natur weit verbreitet und bedeuten den Versuch des biologischen Systems zur Anpassung. Sie dienen der Aufrechterhaltung seiner Homöostase und damit der strukturellen und funktionellen Unversehrtheit, indem sie Zellen und Gewebe vorbereiten, einer erneuten toxischen Konfrontation wirksam zu begegnen.

So lassen die zelluläre und molekularbiologische Grundlagenforschung sowie neue epidemiologische Beobachtungen für Krebserkrankungen einen Schwellenwert der Strahlendosis bzw. eine Verminderung des spontanen Krebsrisikos bei kleinen Dosen im Sinne der Hormesis erkennen. Aus dieser Sicht erscheint im Dosisbereich unter etwa 200 mGy die gegenwärtig benutzte lineare Beziehung zwischen Dosis und Risiko wissenschaftlich überholt und sollte durch eine Funktion ersetzt werden, in welcher sowohl die lineare wie nicht lineare Beziehung zwischen schädigenden und schützenden Strahleneffekten ausgedrückt wird.

... gilt das auch fürs Röntgen?

Gelten entsprechende Zusammenhänge auch für eine Strahlenbelastung, wie sie im Rahmen von diagnostischen Maßnahmen wie etwa Röntgen in der Medizin auftritt? Auch zu dieser Frage liegen mittlerweile zahlreiche Untersuchungen vor. Eine erneute Analyse bereits im Jahre 1989 veröffentlichter Daten von A. B. Miller et al. über die Brustkrebshäufigkeit bei insgesamt 31.710 an Tuberkulose erkrankten Frauen mit wiederholter Röntgendurchleuchtung des Brustkorbs und einer Nachbeobachtungszeit von bis zu 50 Jahren zeigt auch hier einen typischen J-förmigen Kurvenverlauf ganz im Sinne der Hormesis (J. M. Kauffman): Erst mit kumulativen höheren Dosen stieg das Krebsrisiko deutlich an, während in einem niedrigeren Dosisbereich sogar die Anfälligkeit für das Mammakarzinom reduziert war.

In einer 100-Jahres-Studie an britischen Radiologen wurde deren Sterblichkeit (Mortalität) an Krebs und anderen Todesursachen in den Jahren von 1897 bis 1997 in Beziehung zu anderen medizinischen Fachgebieten wie zur männlichen Bevölkerung insgesamt gebracht: Trotz oder gerade wegen ihres beruflichen Umgangs mit ionisierenden Röntgenstrahlen war die Mortalität der Röntgenärzte in allen Bereichen zeitbezogen erniedrigt (A. Berrington et al.).

Medizinischer Strahlenstress: Spielraum nach oben

Tatsache ist, dass die natürliche Hintergrundstrahlung, der man zum Beispiel in Deutschland pro Bürger und Jahr über die Atemluft und Nahrung ausgesetzt ist, den Strahlenstress aus zivilisatorischen Quellen und damit vorwiegend aus dem medizinisch-röntgenologischen Bereich im gleichen Zeitraum im Mittel übersteigt. Handelt es sich daher, was eventuelle Gefahren für unsere Gesundheit durch den Umgang mit ionisierenden Strahlen in der Medizindiagnostik betrifft, um ein Phantomrisiko (P. A. Oakley et al.)? Hinsichtlich der gesundheitlich sogar zuträglichen radiologischen Dosen sind nicht wenige Autoren überzeugt, dass anhand des von ihnen postulierten J-förmigen Kurvenverlaufs durchaus noch Spielraum nach oben besteht, bevor die Effekte ins Negative umschlagen (z. B. J. R. Cameron, T. D. Luckey, L. S. Taylor).

Patienten jedenfalls sollten nicht verunsichert werden bzw. sich nicht verunsichern lassen, was die medizinische Strahlendiagnostik einschließlich der modernen bildgebenden Verfahren und den Einsatz von Radioisotopen betreffe. Es sei denn, so die Einschränkung J. M. Kauffmans, die eingesetzten Strahlendosen sind exzessiv oder ein diagnostischer Nutzen ist nicht existent.

Darwin und die Erkenntnisse moderner Genforschung

Stress erschuf den Menschen

Hat Darwin ausgedient? Aktuelle Erkenntnisse der Forschung über die Genome, das ist die Gesamtheit aller Gene eines Individuums, im Rahmen des großen Human Genome Project verheißen eine Götterdämmerung hinsichtlich über Jahrzehnte tradierter, für unumstößlich gehaltener Glaubenssätze zum Ablauf der Evolution. Das jedenfalls prognostiziert der Mediziner und Neurobiologe Joachim Bauer anhand von Analysen, die inzwischen nicht nur für die Spezies Mensch durchgeführt wurden, sondern auch für zahlreiche weitere Organismen bis hin zu einzelligen Lebewesen. Diese waren einst, vor über rund 600 Millionen Jahren, der Ausgangspunkt für alles, was heute kreucht und fleucht.

Umweltstressoren trieben die Evolution voran

Sensationell sei das, so Bauer, was sich da aus den Genomen einfacher und komplexer Organismen offenbare: Genome waren (und sind) nicht dem Zufallsprinzip und anschließender Auslese unterworfene Objekte der Evolution, sondern kreative Werkstätten, die sich entlang der Erdgeschichte selbst fortwährend umgebaut, erweitert und so zu immer komplexeren Systemen, mit der Folge der Entstehung neuer Arten, entwickelt haben. Der Clou in der Sache: Umweltstressoren, die das Leben auf unserem Globus immer wieder als Ganzes bedrohten, scheinen dabei offenbar Auslöser für Entwicklungsschübe des Genoms gewesen zu sein.

Trial and Error ein Irrweg?

Mit den Konsequenzen aus den Erkenntnissen der modernen Gen- und Genomforschung rüttelt Bauer ganz heftig am Theoriengebäude des Darwinismus. Der große Aufklärer Darwin, 2009 ist sein 200. Geburtstag, ging ja von Trial and Error, von Versuch und Irrtum, als dem Leitprinzip der Evolution aus. Sein zentrales Dogma besagt, dass die Entwicklung der Gene entlang der Evolution im Kampf ums Dasein ein rein zufallsgesteuerter Prozess ist, der sich gleichmäßig vollzieht und der im Zusammenspiel mit der Selektion in kontinuierlicher Weise neue Arten hervorgebracht hat. Dieser Aspekt der Evolutionslehre muss angesichts der neuen, faszinierenden Erkenntnisse von Genforschung und Neurobiologie wohl revidiert werden.

Wie Bauer in seinem Buch »Das kooperative Gen« und im Interview mit Heiko Ernst für Psychologie Heute spezifiziert, sind Gene Kooperatoren und Kommunikatoren. Allein kann ein Gen rein gar nichts bewirken. Molekulare Kooperativität stand bereits Pate, als das Leben vor knapp vier Milliarden Jahren, über Protozellen in der Uratmosphäre, seinen Anfang nahm.

Eine geniale biologische Strategie ...

Gene kommunizieren über Genschalter, die in der Lage sind, von außen kommende Signalbotenstoffe zu empfangen, fortlaufend mit ihrer Umwelt. Das jeweilige System der Gene als Ganzes, das Genom, besitzt molekulare Werkzeuge, mit denen Zellen ihren eigenen genetischen Apparat umbauen und erweitern können: Dies ist der Weg, wie neue Arten entstehen. Dabei verfolgen Organismen eine geniale biologische Strategie: Das Original eines Gens wird in der Regel konserviert, die neu hergestellte Kopie wird für Veränderungen aller Art freigegeben. Die Natur kann so immer wieder neue Varianten erproben, während sie zugleich den eisernen Bestand sichert.

Hat die Natur doch einen Plan?

Der biologische Urknall, so Bauer, fand zwischen etwa 570 und 530 Millionen Jahren vor unserer Zeit statt. Hier, im Rahmen der Kambrischen Explosion, kam es zum größten, fulminanten Entwicklungsschub der Erdgeschichte. Zu Beginn des Kambriums nämlich entstanden innerhalb von nur etwa 40 Millionen Jahren, nach evolutionären Maßstäben also innerhalb relativ kurzer Zeit, ganze Serien von

Lebewesen, deren Körperbau die Prototypen für alle Arten bildete, die danach entstanden. So hat sich anhand der damals, vor unvorstellbar langer Zeit, resultierenden genetischen Körperbaupläne, der body plans, auch die Spezies Mensch entwickelt.

Ob die Natur doch einen Plan hat, lässt sich so aber nach Bauers Worten nicht beantworten: Niemand weiß, ob es, anstatt auf den Menschen, auf etwas anderes hätte hinauslaufen können. Nur eines lässt sich sagen: Genome entwickeln sich in Richtung immer höherer Komplexität. Sie folgen dabei ihren inneren Grundprinzipien, nämlich Stabilität und Entwicklung. Weiterentwicklung bzw. aktive Anpassung oder Aussterben der entsprechenden Evolutionslinie ist dabei wohl auch ein Naturgesetz. Neue Arten aber entstanden nicht kontinuierlich: Immer dann, wenn das Leben schweren globalen Stressoren ausgesetzt war, reagierten die Genome von Lebewesen mit einem Entwicklungsschub.

Rätsel um den Menschen von Flores

Der förderliche Einfluss von Stressfaktoren auf die Entwicklung lässt sich auch am Stammbaum des Menschen ablesen. Mit dem nur etwa einen Meter großen Menschen von Flores, dem Homo floresiensis, der vor nur rund 13.000 Jahren in Südostasien ausstarb, gab es hier einen ausgesprochenen Zwerg im Stammbaum. Der Floresmensch wurde im September 2003 in einer Karsthöhle namens Liang Bua entdeckt. Seine Gehirnvolumina kamen mit bis zu 380 Kubikzentimetern denen des Schimpansen gleich, während der Homo erectus bereits vor circa 800.000 Jahren mit bis zu 1.260 Kubikzentimetern das Dreifache Volumen aufwies und der Homo sapiens mit rund 1.600 Kubikzentimetern das Vierfache Gehirnvolumen besitzt (P. Brown et al.). Interessant ist, dass der Homo floresiensis, der sich offenbar aus dem Homo erectus entwickelt hat, auf der indonesischen Insel Flores mehr als 20.000 Jahre lang parallel zum auf der restlichen Welt verbreiteten Homo sapiens gelebt hat. Frühere Vermutungen von Wissenschaftlern, dass es sich beim Gehirn des Floresmenschen um eine krankhafte Entwicklungsanomalie (Mikrozephalie) gehandelt haben könnte bzw. eine angeborene Schilddrüsenstörung (kongenitales Myxödem) für den Minderwuchs verantwortlich war, bestätigten sich anhand neuester, nach modernen Methoden durchgeführten Skelettbestimmungen bzw. Schädelanalysen nicht (A. D. Gordon et al., M. W. Tocheri et al.).

Beim paradiesischen Leben schrumpfte das Hirn

Was aber führte dazu, dass sich Homo floresiensis in Hunderttausenden von Jahren aus dem 1,80 Meter großen Homo erectus zu einer Zwergenform entwickelt hat? Es kann vermutet werden, dass das abgeschottete Inseldasein unter relativ monotonen, gleichsam paradiesischen Tropenbedingungen bei weitgehender Abwesenheit von Stressoren einer zunehmenden Rückbildung des Floresmenschen sehr förderlich war. Er wurde unter tagtäglicher Eintönigkeit nicht gefordert, geschweige denn, dass er Anreize hatte, sich weiterzuentwickeln. Nahrung gab es im lichten Regenwald und Savanne genug, auch das Klima und die Unterkunft boten keine Herausforderung, und die sozialen Kontakte waren eng begrenzt. Die stetige Retardierung des Homo floresiensis über die Jahrtausende bis hin zu seinem Aussterben als Folge eines äußerst stressverarmten Lebens: Das ist eine interessante und keineswegs abwegige These.

Gehirnvolumina

Homo erectus: bis 1.260 cm^3, Homo florensis: bis 380 cm^3
Schimpanse: bis 400 cm^3, Homo sapiens: ca. 1.600 cm^3

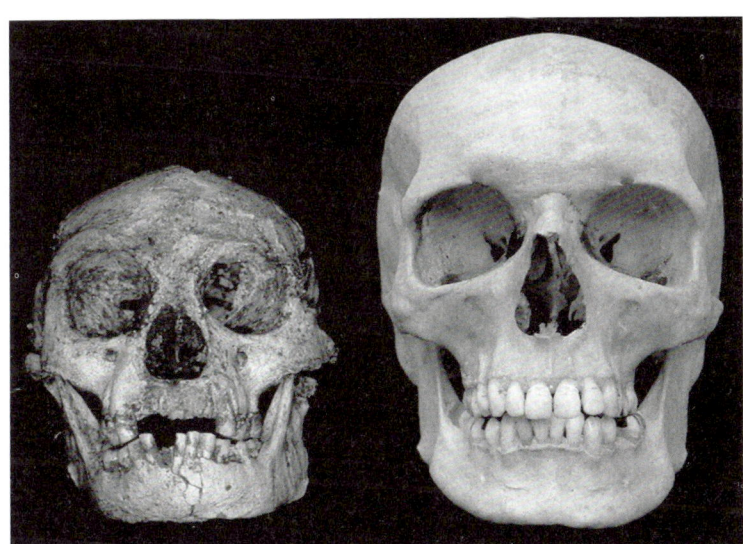

Homo florensis   Homo sapiens

Stressfaktor Sonne und Hautkrebs

Rechnung ohne den Nutzen gemacht!

Die Zusammenhänge zwischen Sonne und Hautkrebs erschienen so plausibel, dass sie kaum noch jemand zu hinterfragen schien. Sonnenflucht war angesagt und wurde in riesigen Kampagnen propagiert. Die kollektive Hysterie müsste nun langsam ein Ende haben, der Spuk vorbei sein, nimmt man nur die wissenschaftlichen Fakten ernst. Sie legen nahe, dass Sonnenbaden unterm Strich eher gesund als schädlich ist, und dass auch hier zwischen Nutzen und Risiko eine Dosis-Wirkungs-Beziehung besteht. Zudem geht zum Beispiel aus der großen Nurses' Health Study hervor, dass auf jeden, der an sonnenbedingtem Hautkrebs gestorben ist, rund 30 Menschen kommen, die durch Vitamin D, das durch Sonneneinfluss im Körper gebildet wird, vor dem Krebstod bewahrt werden.

Melanome unterm Sattel: Wie passt das?

Das maligne Melanom, der von den pigmentbildenden Zellen der Haut gebildete schwarze Krebs, zählt zu den Parade-Abschreckungsbeispielen, mit denen eine breite Öffentlichkeit vor dem Sonnenlicht gewarnt wird. An der Spanischen Hofreitschule in Wien hat man sich hierzu bereits vor rund 30 Jahren seine eigenen Gedanken gemacht. Auch bei den dort gezüchteten Edelpferden, den Lipizzanern, stellen Melanome nämlich ein gewisses Problem dar: Sie werden vorwiegend unter dem Sattel entdeckt – dort, wo die Sonne relativ selten hinkommt! Auf dem großen österreichischen Ärzte-Meeting, dem Van Swieten-Kongress, wurde das zur damaligen Zeit heiß diskutiert und unter anderem mit übermäßiger mechanischer Irritation der Haut zu erklären versucht. Aber auch beim Menschen treten Melanome nicht selten da auf, wo sie gemäß der Hypothese der schädlichen Sonne eigentlich gar nicht hingehören, zum Beispiel in den Zwischenräumen der Fußzehen, unterm dichten Haar oder gar am Gesäß: Der Krebs ist unter anderem deshalb so tückisch, weil er sich gut verstecken kann, und das tut er eben auch beim Menschen an den unmöglichsten Stellen.

Nobelpreisträger zur Hausen hat auch hier Viren im Visier

Auch Basaliome und verhornende Plattenepithelkarzinome, der Basal- und Stachzellkrebs, gehen keinesfalls allein auf ultraviolette Strahlung zurück. Der Virologe Professor Harald zur Hausen, im Oktober 2008 vom Nobelkomitee am Karolinska Institut in Stockholm für seine Forschungen zu den Papillomaviren mit dem Medizin-Nobelpreis ausgezeichnet, hatte schon Jahre zuvor in der Aktuellen Dermatologie darauf hingewiesen, dass die weit verbreitete Virenspezies offenbar nicht nur an der Entstehung von Karzinomen am Gebärmutterhals, sondern auch dieser Hautkrebse beteiligt ist: Die Viren verhindern hier mit der Apoptose das so eminent wichtige Programm der Selbstelimination geschädigter Zellen.

Hautkrebs durch Sonnenschutz?

Unter der provokanten Überschrift »Hautkrebs durch Sonnenschutz« ging Rainer Flöhl in der FAZ auf paradoxe Effekte von Sonnenschutzmitteln ein. Besonders an der Klinik für Dermatologie und Allergologie der Universität München beschäftigt man sich mit diesem Phänomen. Menschen, die sich der Sonne intensiv akut intermittierend, nur ab und zu, etwa vorwiegend im Urlaub, noch dazu unter Inkaufnahme von Sonnenbränden aussetzen, erhöhen zweifellos ihr Melanomrisiko. Wesentlich jedoch ist der Hinweis, dass dieser Hautkrebs bei Personen, die regelmäßig der Sonne ausgesetzt sind, sogar seltener auftritt. Das bestätigen seriöse Studien, aus denen hervorgeht, dass bösartige Melanome weit häufiger zum Beispiel bei Büroangestellten und Stubenhockern auftraten als bei Menschen, die in Beruf oder Freizeit oft der Sonne ausgesetzt waren. Interessant ist auch ein Blick auf die Hautkrebsstatistiken innerhalb der EU: Dabei fällt auf, dass in den sonnenverwöhnten Mittelmeerregionen Hautkrebs seltener registriert wurde als in skandinavischen Ländern, wobei offenbar auch für Deutschland ein Nord-Süd-Gefälle besteht: Melanome sind im sonnenärmeren Norden häufiger (Th. Klein).

Auch was das Sonnenlicht betrifft, werden offenbar durch Low-Dose, Südländer meiden eher das exzessive Sonnenbad, und häufige Exposition wichtige Schutz- und Anpassungsmechanismen im Sinne der Hormesis mobilisiert und erhalten, wie wir das etwa auch von der ionisierenden Strahlung her kennen. Zur selbstschützenden Adaptation der Haut gehört auch die Ausbildung von Lichtschwielen, die dafür sorgen, dass das ultraviolette Licht stärker gestreut wird. Gerade das aber verhindern Sonnenschutzmittel. Werden diese dann mal, wie das häufig der Fall ist, nicht dick genug aufgetragen bzw. nicht gleichmäßig über alle Hautflächen verteilt, trifft es ihren Anwender, der sich vermeintlich geschützt und ohne Adaptation prall der Sonne aussetzt, mit voller Stärke.

Wie beim Weintrinken – alles eine Frage der Dosis

Auf ein ganz anderes Problem im Zusammenhang mit Sonnenschutzmitteln weist Professor Michael Holick hin: Sonnencreme mit dem Faktor 15 reduziert die Vitamin-D-Produktion der Haut um 99,9 Prozent, warnt der streitbare Endokrinologe, der nicht müde wird, immer wieder auf die heilsame Kraft des Stressfaktors Sonne hinzuweisen. Gerade die Kosmetikindustrie schüre aber mit aggressiver und irreführender Werbung die Sonnenhysterie, und die für die Gesundheitspolitik verantwortlichen Fachleute seien wohl nicht auf dem neuesten Stand der Forschung.

Im Interview mit Claudia Dreifus für die New York Times ließ Holick schon im Jahre 2003 ein Licht auf die gesundheitlichen Vorteile von Vitamin D scheinen. Das tat er auch als Buchautor so vehement, dass er von erbosten Hautärzten aufgefordert wurde, seine Professur an der Dermatologischen Klinik der Boston University zu räumen. Seine Publikationen seien für ihr Institut und für ihn selbst peinlich, wurde seine Chefin am Bostoner dermatologischen Institut, Barbara Gilchrest, im Spiegel zitiert (P. Jarke), wobei diese Äußerung aufgrund der Datenlage spätestens heute eigentlich auf sie zurückfallen müsste.

Im Focus stellte Holick in einem von A. V. Gofferje aufgezeichneten Streitgespräch klar, dass er niemandem empfiehlt, sich intensiv zu bräunen: »Mit dem Sonnenbaden ist es ähnlich wie beim Weintrinken – alles eine Frage der Dosis. Ich denke, das können die Menschen lernen.« Mäßig aber regelmäßig heißt demnach auch hier die Devise für den adäquaten Umgang mit einem Stressfaktor.

Sonnenvitamin D kontrolliert das Zellwachstum

Holick berichtete in der Focus-Publikation aus dem Jahre 2005 über eine seiner Studien, wonach in Boston bis zu 50 Prozent der jungen Leute einen Vitamin-D-Mangel haben. Das Sonnenvitamin aber sei für die Kontrolle des Zellwachstums wichtig: Eine unkontrollierte Zellteilung, wie sie bei Krebs typischerweise vorkommt, ist bei normalen Vitamin-D-Spiegeln schwer möglich. Der Provokateur aus den Staaten geht davon aus, dass die Zahl an Neuerkrankungen bei Brustkrebs und die Sterblichkeit an diesem Karzinom in den USA um 35 bis 75 Prozent sinken könnten, würden sich die Menschen nur vermehrt draußen aufhalten. Ein deutlicher Rückgang sei dann etwa auch für den Dünndarm- und Prostatakrebs zu erwarten.

Nicht nur das: Vitamin D schütze auch vor Autoimmunerkrankungen wie der multiplen Sklerose und dem Typ-1-Diabetes. Gesichert indes ist, dass der Kalzium- und Knochenstoffwechsel aus den Fugen geraten, wenn es dem Körper länger an diesem Vitamin mangelt. Die Folge sind schwere Defekte des Knochengerüsts mit entsprechender Frakturgefahr, von der Rachitis bei Kleinkindern bis zur mächtig boomenden Volkskrankheit Osteoporose bei Frau und Mann.

Genau ins Schwarze getroffen ...

Aus der Sicht des Jahres 2008 muss konstatiert werden, dass Holick mit vielen seiner Thesen genau ins Schwarze getroffen hat. Bereits im August 2007 hatten Forscher von der University of California in San Diego eine Arbeit publiziert, wonach eine bessere Versorgung der Bevölkerung mit Vitamin D in den westlichen Ländern das Risiko von Brust- und Darmkrebserkrankungen halbieren könne (C. F. Garland et al.). Im Juni 2008, auf der großen Jahrestagung der Amerikanischen Krebsgesellschaft in Chicago/Illinois, sorgten aktuelle Daten einer kanadischen Forschergruppe vom Mount Sinai Hospital in Toronto für Aufsehen, die in kontrollierter Studie einen äußerst günstigen Einfluss von Vitamin D bei Mammakarzinom-Patientinnen nachwiesen.

In Spektrum der Wissenschaften von Juli 2008 listen John H. White und Luz R. Tavera-Mendoza von der McGill University in Montreal die Bedeutung des chronischen Levels von Vitamin D im Blut für etliche weit verbreitete Krankheiten anhand der aktuellen Datenlage auf und konstatieren

- · ein um 30 bis 35 Prozent höheres Risiko für Brust-, Prostata- und Darmkrebs bei chronisch zu niedrigen Vitamin-D-Spiegeln,

· ein fünffach erhöhtes Risiko für Eierstockkrebs bei Frauen, die in hohen geografischen Breiten wie etwa Norwegen und Island leben im Vergleich zu Frauen in den Tropen,

· ein um 77 Prozent niedrigeres Risiko für alle Krebsarten bei über 55 Jahre alten Frauen in Nebraska, bei denen man sich gezielt um deren Vitamin-D-Spiegel kümmerte,

· ein um 62 Prozent niedrigeres Risiko für multiple Sklerose gegenüber Personen mit Vitamin-D-Mangel und

· anhand von Daten bei finnischen Kindern ein um 80 Prozent niedrigeres Risiko, irgendwann im Leben an einem Typ-1-Diabetes zu erkranken, wenn im ersten Lebensjahr die Vitamin-D-Versorgung stimmte.

1,25 D knipst über 1.000 Gene an

In eigenen Forschungen konnten White und Tavera-Mendoza aufzeigen, dass die biologisch aktive Form von Vitamin D, 1,25 D, in unserem Körper bestimmte Gene anknipst, sodass die in diesen Genen kodierten Proteine hergestellt werden. Diese Eiweiße können lokal begrenzte oder auch weiter reichende physiologische Wirkungen haben. Vermutlich reguliert 1,25 D auf diese Weise mehr als 1.000 verschiedene Gene in mindestens einem Dutzend Geweben und Zelltypen in unserem Körper. Zur Deckung des normalen Bedarfs an Vitamin D empfehlen die Forscher in ihrer Publikation in Spektrum der Wissenschaften und das mag für manche geradezu ketzerisch klingen: Menschen mit heller oder bronzener Hautfarbe in Nordamerika oder Europa sollten im Sommer täglich ein – ungeschütztes! – Sonnenbad von 5 bis 15 Minuten zwischen 10.00 und 15.00 Uhr nehmen. Dabei komme es höchstens zu einer leichten Rosafärbung der Haut. Ihr deutlicher Appell an die Mediziner und Entscheidungsträger in der Gesundheitspolitik: Nach den bisherigen Forschungsergebnissen scheint eine Kampagne zur Aufklärung der Öffentlichkeit über den umfassenden physiologischen Nutzen von Vitamin D dringend geboten. Eine einmütige Empfehlung über eine sinnvolle Sonnenexposition seitens der Ärzteschaft sowie eine klare Aussage über die optimale Tagesdosis und darüber, wie sie erreichbar ist, könnten dazu beitragen, den Gesundheitszustand weiter Teile der Weltbevölkerung wesentlich zu verbessern.

Große Einflüsse auch auf Herz und Kreislauf

Auch in internistischen Fachzeitschriften wie den international renommierten Archives of Internal Medicine häufen sich Studien über positive Einflüsse des Vitamins auf unseren Körper bzw. über negative Einflüsse bei einem Mangel bzw. aufgrund von Sonnenflucht: So zeigte die Arbeitsgruppe um E. Giovannucci von der Bostoner Harvard-Universität anhand der Daten von insgesamt 18.225 Männern ein erhöhtes Herzinfarktrisiko bei niedrigen Vitamin-D-Spiegeln auf. In einer weiteren Langzeitstudie an insgesamt 3.258 Patienten konnte ein internationales Forscherteam um H. Dobning von der Medizinischen Universität Graz belegen, dass eine Mangelversorgung mit Vitamin D entzündliche Prozesse an den Blutgefäßen schürt und damit ganz entschieden zur Entstehung und dem Fortschreiten der Arteriosklerose (Gefäßverkalkung) beiträgt: Die Wahrscheinlichkeit, so das Fazit der Studie, an einer Herz-Kreislauf-Erkrankung zu sterben, sei bei schlechter Vitamin-D-Versorgung verdoppelt.

Das verunsichert selbst die Australier

Was zählt unterm Strich? Wissenschaftler um J. Moan vom Institut für Krebsforschung in Oslo und der dortigen Universität sorgten mit einer aktuellen Publikation selbst in Australien für Verunsicherung, ob man mit den jahrelangen Kampagnen gegen die Sonnenexposition nicht den Teufel mit dem Beelzebub ausgetrieben hat. Die Norweger stoßen die Präventionsmediziner mit der Nase darauf, dass beim Thema Sonne und Hautkrebs die Rechnung offenbar ohne den Nutzen gemacht wurde, wie A. Speth in ihrem Kommentar»Lieber Sonne als Krebs« für die Ärzte Zeitung so treffend formulierte. So wird die Prognose der wichtigsten Krebsarten in Darm, Lunge, Prostata und Brust anhand der großen Krebsregister nach Süden hin immer günstiger, und auch die Überlebensraten hängen eng mit den Vitamin-D-Spiegeln, für die unsere Sonne die wichtigste Quelle ist, zusammen. Kein Zweifel, alle Nutzen-Risiko-Kalkulation kippt zugunsten eines maßvollen aber regelmäßigen Umgangs mit dem Sonnenlicht immer mehr: Dies selbst dann und deutlich, wenn man nur den Krebs ins Visier nimmt und Volkskrankheiten wie die Osteoporose und Herz-Kreislauf-Erkrankungen außer Acht lassen würde.

Unsere Gesellschaft kennt nur die Extreme

Aus einem Vorwort von Professor Michael Holick*

»... Ich möchte dazu beitragen, die Haltung der Gesellschaft gegenüber der Sonne ins rechte Licht zu rücken ... Mit Erfolg konnte ich
eine Vielzahl ernster Erkrankungen wie Osteoporose, Osteomalazie,
Bluthochdruck und Schuppenflechte behandeln, indem ich die Patienten dem Strahlentyp aussetzte, der Teil des Sonnenlichts ist (UVB)
... Meine Unterstützung für eine maßvolle Sonnenexposition wurde
meist dahingehend interpretiert, dass ich eine Lanze für die Haut-
bräunung breche. Das ist falsch. Lege ich mich etwa stundenlang in
die Sonne oder besuche ein Solarium? Nein. Gehe ich ohne Sonnenschutz in die Sonne und lasse meine Haut bräunen? Ja. Warum? Weil
ich weiß, dass mein Körper ein gewisses Maß an Sonnenlicht benötigt, um gesund zu bleiben ...

Ich befürworte den gesunden Menschenverstand. Leider kommt er
im Umgang des modernen Amerikaners mit seiner Gesundheit häufig zu kurz ... Anscheinend hat unsere Gesellschaft kein Gespür für die
goldene Mitte, sie kennt nur die Extreme ... Die Annahme, wir müssten
uns ständig vor der Sonne schützen, ist missverständlich und ungesund. Diese Sonnenphobie erklärt, warum so viele Menschen unter
Erkrankungen leiden, die mit Sonnenmangel zusammenhängen.

Es ist vollkommen ungesund, das Sonnenlicht völlig zu meiden

Zum Teil beruht dieses Problem darauf, dass unsere amerikanischen
Gesundheitsexperten offenbar nicht mehr darauf vertrauen, dass die
Bevölkerung nach umfassender Information selbst über ihre Gesund-
heit entscheiden kann. Man scheint nach dem Motto vorzugehen:

Wir können der Öffentlichkeit keine Entscheidungsfähigkeit über ihre Sonnenexposition zutrauen, deshalb sagen wir den Leuten am besten, sie sollen gar nicht mehr in die Sonne gehen. Das ist nicht nur überheblich, sondern auch problematisch, denn es ist vollkommen ungesund, das Sonnenlicht völlig zu meiden. Sonnenmangel ist mit einer Vielzahl von Krankheiten verbunden, angefangen bei Darm-, Brust-, Prostata- und Eierstockkrebs bis zu koronarer Herzkrankheit, Bluthochdruck, Typ-1-Diabetes-mellitus, multipler Sklerose und Depression. Vielfach werden die Richtlinien der Politik ohne Berücksichtigung der neuesten Forschungsergebnisse bestimmt. Die Verantwortlichen wissen offenbar über die inzwischen vielfach belegten Vorteile der Sonne für die menschliche Gesundheit nicht Bescheid ...«

* Aus dem Vorwort M. Holicks zu seinem Buch »Schützendes Sonnenlicht«, Haug-Verlag 2005

Niels Finsen: Nobelpreis für schwere Sonnenbrände

Er setzte bei seinen Patienten schwere Sonnenbrände und bekam dafür den Nobelpreis der Medizin: Das allerdings, datiert aus dem Jahre 1903, ist damit weit über 100 Jahre her und betrifft den Dänen Niels Finsen. Der brachte durch UV-Bestrahlung mithilfe des Lichtbogens Tuberkulosegeschwüre zum Verschwinden, indem die Strahlen den Tuberkuloseerreger Mycobacterium tuberculosis abtöteten.

Über günstige Wirkungen einer UV-Exposition wird indes schon in den frühesten Überlieferungen der antiken Medizin berichtet, wie Dr. Rolfdieter Krause und Professor Malte Bühring in einer Einführung zu dem Holick-Buch »Schützendes Sonnenlicht« berichten.

Helios, dieser Name repräsentierte im antiken Griechenland die der Sonne zugeordnete Gottheit und daher stammt auch die Bezeichnung Heliotherapie. Deren medizinische Bedeutung sowie die Einstellung zu ihr haben im Laufe der Geschichte oft gewechselt. Einen letzten Höhepunkt erreichte die Heliotherapie noch einmal in der europäischen Medizin des beginnenden 19. bis in die Mitte des letzten Jahrhunderts hinein.

Nicht nur der besagte Nobelpreis an Finsen bedeutete für große Teile der Bevölkerung Anfang des 20. Jahrhunderts ein Zurück zur Natur. 15 Jahre später heilte der Berliner Kinderarzt Huldschinsky mit der Höhensonne die Rachitis, wodurch die Heliotherapie weiter an gutem Ansehen und Terrain gewann. Aus dieser Zeit existieren, wie Krause und Bühring betonen, noch eine Fülle wertvoller Erfahrungsberichte, die in vielen Fällen auch noch heute gültig seien, freilich aber nicht dem Anspruch der kontrollierten Studie genügten.

Zu viel ist schädlich, aber auch zu wenig!

Die öffentliche Meinung aber habe sich in der zweiten Hälfte des 20. Jahrhunderts zunehmend in eine ganz andere Richtung entwickelt, Ursache dafür sei das Schönheitsideal der gesunden Bräune. Dieses habe den Nutzen der Sonne und damit die Positiva der UV-Strahlung in das Gegenteil umgewandelt, nämlich die gesundheitliche Gefährdung.

Aus exzessiven Übertreibungen vorwiegend der Wirtschaftswunderzeit resultierte so, was die Sonnenexposition betrifft, langsam eine Kehrtwendung bis hin zu 180 Grad, die Bräunungsmanie konvertierte in weiten Bereichen der Bevölkerung eher zur Licht- und Sonnenflucht. Die bereitet uns jetzt aber, wo etwa auch Computer und Fernseher viele in den vier Wänden fesseln, dicke Probleme. Heutige Erfahrung zum Beispiel an der Reha-Klinik Überruh in Isny/Allgäu ist, dass rund 80 Prozent der hier aufgenommenen Patienten, darunter auch viele jüngere Leute, einen Vitamin-D-Mangel aufweisen, und das selbst im Sommer.

Höchste Zeit also, sich auch im Umgang mit Licht und Sonne wieder auf das Prinzip der richtigen Dosis zu besinnen: Zu viel ist schädlich, aber auch zu wenig!

Vitamin D – wie dem Mangel vorbeugen?

Der Mensch bekommt Vitamin D in höherer Dosis nur aus einigen wenigen Lebensmitteln, wie fettem Fisch oder Waltran mit dem klassischen Beispiel Lebertran, sowie inzwischen aus Nahrungs-ergänzungsmitteln. Allerdings kann unser Körper das Vitamin auch selbst herstellen, und zwar durch eine chemische Reaktion, die in der Haut abläuft: Dazu muss diese aber ultravioletter Strahlung im UV-B-Bereich bei einer Wellenlänge zwischen 315 und 280 Nanometern ausgesetzt sein.

Bei genügend Kontakt mit dem Sonnenlicht bräuchten wir das Son-nenvitamin demnach gar nicht mit der Nahrung aufzunehmen. Doch in gemäßigten Breiten wie den unseren reicht die einfallende ultravi-olette Strahlung bis zu sechs Monate im Jahr gar nicht für eine aus-reichende Vitamin-D-Synthese aus, andere Quellen wie zum Beispiel auch der regelmäßige Verzehr von Milch-, Käse- und Joghurtproduk-ten müssen herangezogen werden.

Das verhütet nicht einmal die Rachitis

Auch mit Vitamin-D-Präparaten kann man einem Mangel vorbeugen, wobei die Höhe der Tagesdosis noch umstritten ist. Die American Academy of Pediatrics empfiehlt für Säuglinge mindestens 200 Inter-nationale Einheiten (I. E.) pro Tag. Nicht wenige Forscher aber sind der Ansicht, das genüge nicht einmal zur Verhütung der Rachitis. Für Erwachsene werden aktuell je nach Alter Tagesdosen zwischen 200 und 600 I. E. empfohlen. Forscher wie die von der Harvard School of Public Health in Boston halten auch das aber für viel zu wenig. Nach

Auswertung mehrerer Untersuchungen über den Zusammenhang zwischen Vitamin-D-Aufnahme und der 25-D-Konzentration im Blutserum, diese zeigt, wie viel Vitamin D dem Körper zur Verfügung steht, plädieren sie für eine weit höhere Substitution: Die Hälfte aller Erwachsenen in den Vereinigten Staaten brauche mindestens 1.000 I. E. Vitamin D_3 am Tag, um ihre 25-D-Serumkonzentrationen auf das für die Gesundheit erforderliche Mindestniveau von 30 Nanogramm pro Milliliter Blut zu bringen.

Im Vergleich dazu: Eine hellhäutige Frau, die im Hochsommer im Bikini ein Sonnenbad nimmt, bildet in 15 bis 20 Minuten etwa 100.000 I. E. Danach stagniert dieser Wert aber: Eine Überproduktion von Vitamin D in der Haut ist nicht zu befürchten, weil UV-Strahlung das Vitamin auch zerfallen lässt. So sorgt die Natur automatisch für die richtige Dosierung.

Aus:»Das unterschätzte Sonnenvitamin« von J. H. White und L. R. Tavera-Mendoza in »Spektrum der Wissenschaften« 7/2008

Unser Immunsystem auf Trab bringen

Stressoren der Schutz- und Schmutzimpfung

Der richtige Dreck hilft nicht nur vor Allergien und Autoimmuner-krankungen zu schützen, sondern auch vor depressiven Zuständen: Das ist kein Witz. Seriöse Studien beschäftigen sich mit dem Thema, und zum Beispiel an der Berliner Charité ist man schon mitten in der Erprobung einer »Schmutzimpfung«.

Häufig im Kuhstall – 75 Prozent weniger Allergien und Asthma

Dem Phänomen kam die deutsch-österreichisch-schweizerische For-schergruppe ALEX (Allergie und Endotoxine) schon vor Jahren auf die Spur, indem man über 10.000 Kinder untersuchte. Die Ergebnisse waren frappierend: So wiesen Kinder, die auf einem Bauernhof auf-wuchsen, im ersten Lebensjahr häufig in Kontakt mit dem Viehstall kamen und Milch von eben diesem Vieh tranken, um 75 Prozent weniger Allergien und Asthma auf, als dies dem landesüblichen Durchschnitt entsprach. Noch geringer war das Allergierisiko, wenn die Mütter während der Schwangerschaft täglich im Kuhstall gewe-sen waren. Dass Dreck Babys schon im Uterus schützt, bestätigte jetzt auch eine Studie von Forschern in den Vereinigten Staaten an 1.333 Farmerkindern und 566 Kontrollen (J. Douwes et al.).

Listerien im Matratzenstaub: Ist das gefährlich?

Wichtig ist es, das Immunsystem in den ersten drei Lebensjahren, die für die Entstehung von Allergien entscheidend sind, in seiner Rei-fung zu unterstützen bzw. aufzutrainieren. Auf der Suche nach dem Stoff, der für das Immunsystem als Stressor dient und dieses aktiviert und trainiert, durchstöberten Wissenschaftler die Bauernhöfe. Als Hauptverdächtige machten sie Lipopolysaccharide (LPS) aus, das sind Bestandteile der äußeren Zellwandmembranen von Bakterien, die häufig im Viehmist vorkommen. Diese LPS, die das Immunsystem besonders stark stimulieren, verteilen sich in der Umgebungsluft, ihre Konzentration ist zum Beispiel in den Matratzen der Betten gut zu messen. Hier tummeln sich auf Bauernhöfen mit den Listerien auch Keime, die etwa in Lebensmitteln wie Rohmilchkäse, Tatar oder Räucherlachs als stark gesundheitsgefährdend gelten. So wurden Forscher der Technischen Universität München, die den Matratzenstaub von Bauernhofkindern analysierten, in fast zwei Dritteln der Proben fündig, was die Listerien betrifft (M. Korthals et al.). Ihre Interpretation der Befunde: Möglicherweise sorgen auch diese Mikroorganismen dafür, dass Kinder vom Bauernhof weniger an Allergien leiden als ihre Altersgenossen in der Stadt. Andererseits könnten diese Keime im Bett auch eine bislang verborgene Infektionsquelle für die Listeriose sein, deren Symptomen- bzw. Krankheitsbild, bei generell hoher Gefährlichkeit, vom grippalen Infekt bis hin zur Hirnhautentzündung reicht und ein hohes Risiko zum Beispiel auch für Schwangere und deren Feten darstellt.

Rohmilch: Gut für Bauernkinder, schlecht für Stadtkinder

Entsprechend zweischneidige, hinsichtlich ihrer gesundheitlichen Auswirkungen doppeldeutige Bakterien bzw. deren Bestandteile, so die Ergebnisse aktueller Forschungen, können nicht nur über die Atemluft, sondern auch über rohe Kuhmilch in den Körper gelangen. Während Rohmilch bei Bauernkindern zum Allergieschutz beizutragen scheint, kann sie Stadtkinder, die an sie nicht von ganz klein auf auch über das Vieh gewöhnt sind, wegen ihres Keimgehalts sogar auf die Intensivstation bringen, wovor die Münchener Kinderärztin Professor Erika von Mutius warnt. Auch durch die Muttermilch wird die Immunabwehr trainiert, indem deren arteigenes Eiweiß im Darm die Bildung von Abwehrzellen anregt. Fremdeiweiß dagegen begünstigt beim Säugling allergische Reaktionen.

Warum Sozialismus vor Allergien schützte

Trotz großer Umweltverschmutzung gab es im Osten Deutschlands vor der Wiedervereinigung weit weniger Allergien, diese wurde für die Forscher zum großen Feldexperiment. Mit der Angleichung der Lebensverhältnisse nämlich kapitulierte zunehmend die ostdeutsche Immunabwehr. Sozialismus schützte vor Allergien, so der Allergologe Professor Ulrich Wahn von der Berliner Charité. Denn: Kinderkrippen und Großfamilien in der DDR hatten einen bakteriellen Trainingseffekt, hier lernte das Immunsystem schon in den ersten Lebenswochen Freund und Feind zu unterscheiden. Demgegenüber verlor das wohlbehütete Kleinkind im Westen vielleicht erst im Alter von drei Jahren seine immunologische Jungfräulichkeit, als es in den Kindergarten integriert wurde.

Auf den richtigen Dreck kommt es an

Für seine »Schmutzimpfung« experimentierte Wahn sehr erfolgreich mit Zellwandteilen von zwei Bakterienstämmen, die in der Umwelt und teilweise auch im Darm vorkommen. Der Wissenschaftler ist überzeugt, dass nicht ein bisschen Dreck gut gegen Allergien ist, sondern dass es entscheidend darauf ankommt, welche Komponente im Dreck drin ist. Maßgeschneiderte Strategien seien hier gefragt, um eine wirksame Prävention zu erreichen.

Unterbeschäftigung bringt Immunsystem auf dumme Gedanken

Nicht nur Allergien wie Neurodermitis und Heuschnupfen sowie Asthma scheint eine penibel saubere, hygienisch keimfreie Umgebung zu begünstigen, sondern auch Krankheiten, bei denen sich unser Immunsystem sozusagen am eigenen Körper vergreift, die Autoimmunerkrankungen.

Amerikanische Forscher vom Scripps-Institut in La Jolla fanden hierfür im Tierexperiment an Mäusen den Grund: Wenn unser Immunsystem durch einen Mangel an Keimen unterbeschäftigt ist, dann reduziert sich offenbar die Zahl an T-Abwehrzellen, die uns vor Krankheitserregern beschützen sollen. Stattdessen wird, womit der Körper den Mangel ausgleichen will, die Entwicklung anderer Immunzellen begünstigt, die fatalerweise das eigene Körpergewebe angreifen (N. Sarvetnick et al.).

Die Hygienehypothese wurde kürzlich an Knockout-Mäusen bestätigt, die genetisch für ein bestimmtes Krankheitsrisiko, in diesem Fall den Typ-1-Diabetes, herangezüchtet werden (L. Wen et al.). Sie besagt, dass Organismen anfälliger für Autoimmunerkrankungen sind, wenn sie mit weniger Mikroorganismen konfrontiert werden, als das von der Evolution her für sie zu erwarten wäre. Knockout-Tiere, die zwar unter sterilen Bedingungen aufwuchsen, aber mit einem Cocktail von Magen-Darm-Bakterien geimpft wurden, bekamen nur zu 34 Prozent einen Diabetes vom Typ 1, während ungeimpfte, gleichwohl steril gezüchtete Mäuse zu 80 Prozent betroffen waren.

Schützt Schmutz auch vor Depressionen?

Auch britische Forscher rütteln am gängigen Hygienegebäude. Geradezu revolutionär klingen ihre Aussagen: Wir sollten uns bewusst machen, dass hier ein Umdenken eingesetzt hat. Wenn ein Kind draußen im Schmutz gespielt hat, sich hinterher die Hände nicht wäscht und dafür gar noch eine Belohnung bekommt, so könnte das gemäß aktuellem Kenntnisstand gut sein, so der Immunologe Professor Graham Rook vom University College London. In ihren Forschungen wurden die Briten nämlich bei einem Bakterium fündig, das normalerweise in der Erde zu finden ist: Mycobacterium vaccae. Dieses scheint in der Lage zu sein, die so wichtige Balance unseres Immunsystems zu fördern bzw. wiederherzustellen. Damit dient es nicht nur der gezielten Abwehr etwa von Krebszellen, der Verhütung von überschießenden bzw. fehlgeleiteten Immunreaktionen in Form von Allergien und der Vermeidung von Autoimmunerkrankungen: Es könnte sich auch auf unsere Stimmung bzw. das emotionale Wohlbefinden sehr günstig auswirken.

Wie Professor Chris Lowry von der Universität Bristol aufgrund aktueller Studienergebnisse nämlich mitteilt, dürfte ein angeschlagenes bzw. nicht genügend ausbalanciertes Immunsystem die Menschen auch anfälliger für mentale Erkrankungen wie Depressionen machen.

Gute-Laune-Bakterium gegen den Alltagsfrust

Wurde Mycobacterium vaccae in Mäuse gespritzt, hatte es, mit Triggerung über das Immunsystem, ähnliche Effekte auf die Serotoninspiegel im Gehirn wie gängige Medikamente gegen Depressionen, die Antidepressiva. Serotonin aber ist ein wichtiger Botenstoff im Nervensystem, der sich unter anderem positiv auf die Stimmungslage, den Schlaf-Wach-Rhythmus und das Schmerzempfinden auswirkt. Das Futtern von Schokolade beispielsweise ist ein gängiger Mechanismus im Alltag, um Frust abzubauen bzw. die Stimmung zu heben.

Auch solche Nascherei nämlich regt das Gehirn an, verstärkt Seroto-nin zu bilden. Andererseits aber tragen Süßigkeiten wie Schokolade wesentlich dazu bei, gängige Gewichtsprobleme auch bei Kindern zu schüren. Der lockerere Umgang mit dem Schmutz könnte auch hier einen Lösungsansatz bieten, indem er der Naschsucht besser Paroli bieten hilft. Zudem überlegen die Wissenschaftler um Lowry, ob es nicht sinnvoll sein könnte, Patienten mit Depressionen die Stressoren des Gute-Laune-Bakteriums wohl dosiert übers Essen oder Trinken zuzuführen.

Problemkeime als Nutznießer steriler Hygiene

Festzuhalten ist: Infektionskrankheiten sind durch Verbesserungen der hygienischen und sozialen Verhältnisse gegenüber früher zwar stark zurückgegangen, aber auch das scheint eine Frage der Dosis zu sein: Ein Zuviel an Hygiene hinwiederum kann zum Boomerang werden, weil unser Immunsystem erlahmt bzw. gar nicht richtig in Schwung kommt. Ein weiterer Aspekt erscheint hier wichtig: Gerade durch die weitgehende Sterilität im Krankenhaus mit Einsatz aller Desinfektionsmittel werden immer wieder hoch gefährliche Pro-blemkeime herangezüchtet, weil sie als einzig widerstandsfähige Spezies alle Hygieneattacken überleben. Diese Bakterien sind dann aber auch resistent gegenüber rettenden Antibiotika, der Mensch ist ihnen hilflos ausgeliefert. Eine echte Lösung für dieses drängende, weitgehend verdrängte bzw. nicht publik gemachte Problem vieler Krankenhäuser, Ursache vieler Todesfälle, ist zurzeit nicht in Sicht.

Sechs oder gar sieben Impfungen auf einen Streich?

Sollen Kinder zum Beispiel gegen Masern, Mumps, Polio und Tetanus geimpft werden, und wie steht es mit den Schutzimpfungen etwa gegen Grippe auch beim Erwachsenen? Entsprechende Impfstoffe gehören zum einen zu den sichersten Arzneimitteln. Zum anderen ist die gelegentlich zu hörende Meinung, die zugelassenen Impfstoffe könnten das Immunsystem schwächen, abwegig.

Das Gegenteil ist der Fall: Auch diese milden Stressoren trainieren das Immunsystem bzw. tragen dazu bei, es in Balance zu bringen und dort zu halten. Entsprechende Impfungen sind eine kontrollierte, dosierte Form eines Kontaktes mit Krankheitserregern, die in abge-schwächter oder abgetöteter Form in den Impfstoffen enthalten sind. Die Tendenz aber, immer mehr Impfungen auf einmal in eine einzige

Spritze bis hin zur Sechs- oder Siebenfachimpfung zu packen, muss mit einer gewissen Skepsis verfolgt werden. Die Frage ist immer, ob ein solches, unter Umständen keinesfalls wohl dosiertes Vorgehen medizinisch angebracht ist oder eher der Bequemlichkeit von Arzt und Patient dient.

Tumoren ins Schwitzen bringen

Hitzestress überlistet den Krebs

»Wer Krankheit nicht mit Medizin heilen kann, der soll operieren. Was er nicht operieren kann, soll er mit Wärme heilen. Wer mit Wärme nicht zu heilen ist, dem ist nicht zu helfen«: Dieser Satz des griechischen Philosophen und Arztes Hippokrates, der von 460 bis 370 vor Christus lebte, ist ein Plädoyer für die Hyperthermie, die therapeutische Anwendung von Wärme. Die Hyperthermie ist nach Operation, Bestrahlung und/oder Chemotherapie heute die vierte Säule der Krebstherapie, so Dr. Friedrich Douwes. Der Direktor der Klinik St. Georg in Bad Aibling hat die gezielte Überwärmungstherapie bei den verschiedensten Tumorarten wie Magen-, Pankreas-, Dickdarm-, Brust- und Lungenkrebs aber auch bei Sarkomen sowie Gehirnkrebs ebenso schätzen gelernt wie etwa bei malignen Lymphomen (bösartigen Lymphknotenvergrößerungen). Selbst in fortgeschrittenen Stadien lassen sich bei den meisten genannten bösartigen Erkrankungen durch eine gezielte Hyperthermie noch erstaunliche Ansprechraten erzielen.

Wie ein Marathon für die Zellen

Ganz entscheidend für die Hyperthermie sind der richtige Einsatz und die richtige Technik. Der zum Beispiel mit Elektrohyperthermie (Oncothermie) am Tumor erzielte Hitzestress ist quasi ein Marathonlauf für Krebszellen. Die guten, gesunden Zellen überleben die Elektrohyperthermie, die mit Radiowellen und nicht mit schädlichen Mikrowellen durchgeführt wird, unbeschadet bzw. gehen aus dieser Behandlung sogar sogar gestärkt hervor (G. C. Li et al.), da sie während der Hyperthermie stärker durchblutet werden und effektiver Energie aufbauen können. Bösartige Tumorzellen können das nicht, ihre Durchblutung sinkt, es kommt zu einer Minderdurchblutung, zu einer Übersäuerung und zu einem fast vollständigen Energieverlust. Die Krebszellen ertrinken quasi in ihrer selbst produzierten Säure und bleiben wegen des gleichzeitigen Energieverlustes auf der Strecke – sie sterben ab. Neuesten Erkenntnissen zufolge werden während der Hyperthermie außerdem Hitzeschockproteine in den Krebszellen produziert, die sie demaskieren und für das Immunsystem besser erkennbar machen. In aktuellen Untersuchungen wird jetzt geprüft, ob diese Hitzeschockproteine auch dazu beitragen, ein immunologisches Gedächtnis in Form von Gedächtniszellen aufzubauen. Entsprechende Zellen sind wichtig, damit Krebszellen auch später, etwa wenn sich Metastasen (bösartige Tochtergeschwülste) bilden, erkannt und abgetötet werden (H. Bendz et al.).

Prostatakrebs eine Domäne der Hyperthermie

In Bad Aibling und zahlreichen anderen Stellen, zum Beispiel den Universitätskliniken in Bochum und Regensburg, setzt man die Hyperthermie mit teils großen Erfolgen auch bei Hirntumoren ein, die wegen ihrer Lage und/oder Größe häufig inoperabel sind und trotz Strahlentherapie und Chemotherapie eine schlechte Prognose haben. Hier kann die Elektrohyperthermie echte Fortschritte bringen. Mikrowellenhyperthermie, so wie sie im Klinikum München-Großhadern durch Professor Rolf Dieter Issels angeboten wird, kann man hierfür nicht verwenden. Diese Form der Hyperthermie konnte aber in klinischen Studien zeigen, dass sie in Kombination mit Chemotherapie bei Weichteilsarkomen eingesetzt werden kann. Zu einer Domäne der Hyperthermie könnte die Behandlung von Prostatakrebs werden, wo die Hitzeanwendung über die Harnröhre direkt an die Vorsteherdrüse herangebracht wird.

Operationen erspart, Kosten gespart

Würde sich das zudem relativ preisgünstige Verfahren gerade auch hier mehr durchsetzen, würde das zu einer enormen Ersparnis im Gesundheitswesen führen. Warum ist das nicht der Fall? Douwes hat eine Erklärung dafür: Es würde die Operationshäufigkeit senken, ein Umdenken wäre erforderlich, es hängt an den tradierten Methoden einfach zu viel dran. Während aber eine Operation des Prostatakarzinoms der Solidargemeinschaft der Versicherten rund 95.000 Euro kostet, sind für die Hyperthermiebehandlung nur rund 3.000 Euro anzusetzen. Eigentlich müssten das auch die Krankenkassen längst gecheckt haben. Hyperthermie bewährt sich indes, was die Prostata betrifft, nicht nur bei Krebserkrankungen: Bereits eine einzige Hyperthermieanwendung kann langfristige Erleichterung bei der gutartigen Prostatavergrößerung (Prostataadenom) bringen, und der Mann ist seine meist lästigen Probleme beim Wasserlassen los.

Auch am Herzen: Milder Stress schützt vor starkem Stress

Hitze als Therapieprinzip, das ist auch aus der Herzforschung bekannt. So wiesen Herzzellen, die zuvor erhitzt worden waren, im Experiment eine höhere Überlebensrate nach Sauerstoffmangel auf als zuvor nicht erhitzte Zellen (A. L. DiCarlo et al.). Milder Stress schützt vor starkem Stress: Bei Herztransplantationen zum Beispiel lassen sich die Erfolgsaussichten verbessern, wenn ein Organ vor der Entnahme durch Erhitzung stresskonditioniert wird. Das legen Versuche an Ratten nahe, bei denen eine zuvor durchgeführte Erhitzung zu einer besseren Erholung nach vorübergehender Unterbrechung der Herzkranzgefäße führte.

Jungbrunnen-Effekt der Sauna

Für eine Form der regelmäßigen Thermotherapie kann sogar ein regelrechter Jungbrunnen-Effekt erwartet werden: »Schwitzen für ein langes Leben«, titelte die Münchener Medizinische Wochenschrift, und konnte das gut begründen (P. Stiefelhagen, R. Brenke). Gemeint war natürlich die Sauna. So konnte bei Patienten, die regelmäßig in die Sauna gehen, eine verbesserte Durchblutung sowohl der Haut als auch der Schleimhäute nachgewiesen werden, was, neben der Stimulierung des Immunsystems, eine Erklärung für die geringere Infektanfälligkeit ist. Saunieren stabilisiert das vegetative Nervensystem und trainiert die Schweißsekretion: Das hat zur Folge, dass der Körper, wenn er vorübergehend extremen Temperaturunterschieden ausgesetzt ist, sehr viel schneller zu seiner normalen Kerntemperatur zurückkehrt. Diese sinkt nach regelmäßigen Saunabesuchen etwas ab, was Anti-Aging-Effekte entfaltet. In Computer-Simulationsanalysen nämlich konnte nachgewiesen werden, dass durch ein Absenken der Körpertemperatur die Lebenserwartung, zumindest theoretisch, verlängert werden kann. Die Stabilisierung der Thermoregulation über den Saunahitzestress beeinflusst darüber hinaus auch unsere Reparaturgene sehr günstig, die physiologischerweise mit dem Alter an Aktivität verlieren. Diesen Prozess aufzuhalten bzw. zu mildern, das verringert auch die Krebsgefahr ganz deutlich.

Schwitzen für ein längeres und besseres Leben

Generell sollte gerade beim älteren Menschen der Wärmehaushalt mehr beachtet bzw. gepflegt werden. Die Sauna ist hierfür ein ideales Regulans. Die Experten schätzen gemäß vorliegender Daten, dass eine regelmäßige thermische Reizung mit konsekutiver Abnahme der Körperkerntemperatur die Lebenserwartung um zwei bis drei Jahre verlängern kann. Der Lebensqualität insgesamt und einer besseren Regeneration tut der moderate Saunastress natürlich auch sehr gut, was nicht vergessen werden sollte.

Moderater Bewegungsstress und LOGI

Drei Viertel der Diabetesmedikamente eingespart!

Man mag es kaum glauben, aber es funktioniert: An der Reha-Klinik Überruh in Isny im Allgäu wird Hand in Hand mit Kostumstellung und der Aufnahme bewegungstherapeutischer Maßnahmen bei Patienten mit Übergewicht und metabolischem Syndrom inklusive Typ-2-Diabetes eine etwaige Insulintherapie abgesetzt, die bisherige Dosis oraler Diabetesmedikamente wird halbiert. Dazu besteht durch den Ärztlichen Leiter der Klinik, Dr. Peter Heilmeyer, eine schriftliche Anweisung an seine Mitarbeiter. Diese ist gut begründet, bestünde doch ansonsten die Gefahr der Unterzuckerung bei den Diabetikern, die nach der LOGI-Methode auf eine kohlenhydratreduzierte Ernährung umgestellt werden. Bei Entlassung nach drei Wochen wird nur noch rund ein Viertel der ursprünglich verordneten Medikamente gegen den Diabetes benötigt, wie Heilmeyer durch eine in der Internistischen Praxis veröffentlichte Studie belegen konnte.

Kohlenhydratmenge mehr als halbiert

Weniger Kohlenhydrate, warum das, wird sich da so mancher fragen. Seit Jahrzehnten wird von den diabetologischen Fachgesellschaften hierzulande zur Ernährungstherapie des Typ-2-Diabetes ja eine kohlenhydratreiche, fettreduzierte Kost empfohlen, die auch vom Deutschen Diabetes-Zentrum in Düsseldorf ganz hoch offiziell als evidenzbasierte Leitlinie (durch wissenschaftliche Studien gesichertes Vorgehen) propagiert wird (M. Töller). International gesehen ist diese rigide Einstellung aber schon nicht mehr State of the art (Stand der Wissenschaft).

Neuere Studien aus Skandinavien und dem angloamerikanischen Raum weisen nämlich in eine ganz andere Richtung: So konnte bei übergewichtigen Typ-2-Diabetikern ein Absinken des HbA_{1c} als Maß für die Güte der mittel- und langfristigen Stoffwechseleinstellung von im Mittel 9,5 auf 7,1 mit Normalisierung der Insulinspiegel innerhalb von nur fünf Wochen erzielt werden, wenn die Kost auf relativ hohe Anteile von 30 Prozent an Eiweißen und 50 Prozent an guten Fetten, aber nur 20 Prozent an Kohlenhydraten umgestellt wurde. Von letzteren wurden dabei solche mit niedrigem glykämischen Index (GI) bzw. die langsam ins Blut gehenden vorwiegend in Form von Obst und Gemüse bevorzugt. In einer fettarm aber mit 50 Prozent Kohlenhydraten ernährten Kontrollgruppe dagegen kam es zu keiner Verbesserung der Zucker- und Insulinspiegel (M. C. Gannon et al.). In einer ähnlich aufgebauten Studie ließ sich zeigen, dass die günstigen Ergebnisse Konstanz hatten und nach einem Jahr im Wesentlichen unverändert blieben (J. V. Nielsen et al.).

LOGI-Kost ad libitum

In der Reha-Klinik in Überruh, einer Einrichtung der Deutschen Rentenversicherung, durchlaufen die Teilnehmer der Reha-Maßnahmen ein einheitliches Trainings- und Schulungsprogramm in der Gruppe. Dabei kann aufgrund meist schlechter Grundkondition die Intensität der Bewegungstherapie meist nur niedrig dosiert werden: So entspricht der Trainingsumfang in der Regel nur einem erhöhten Energieumsatz von 200 bis 400 Kilokalorien pro Tag.

Bis zum Jahr 2002 bevorzugte man auch in Überruh bei Patienten mit metabolischem Syndrom bzw. Typ-2-Diabetes gemäß gängiger Leitlinien eine fettreduzierte, kohlenhydratreiche Kost, die zudem noch auf 1.500 kcal pro Tag reduziert war. Dann erfolgte die Umstellung auf die von D. Ludwig an der Bostoner Harvard-Universität entwickelte und von N. Worm hierzulande modifizierte LOGI-Methode. Dabei wurde, ohne jegliche Kalorienbeschränkung, also ad libitum (!), der

· Anteil an Kohlenhydraten auf 20 bis 30 Energieprozent reduziert, während der

· Eiweißanteil auf 20 bis 30 Prozent und der Fettanteil sogar auf 40 bis 50 Prozent angehoben wurden.

Die bisherigen Ernährungspräferenzen quasi auf den Kopf gestellt – die LOGI-Pyramide

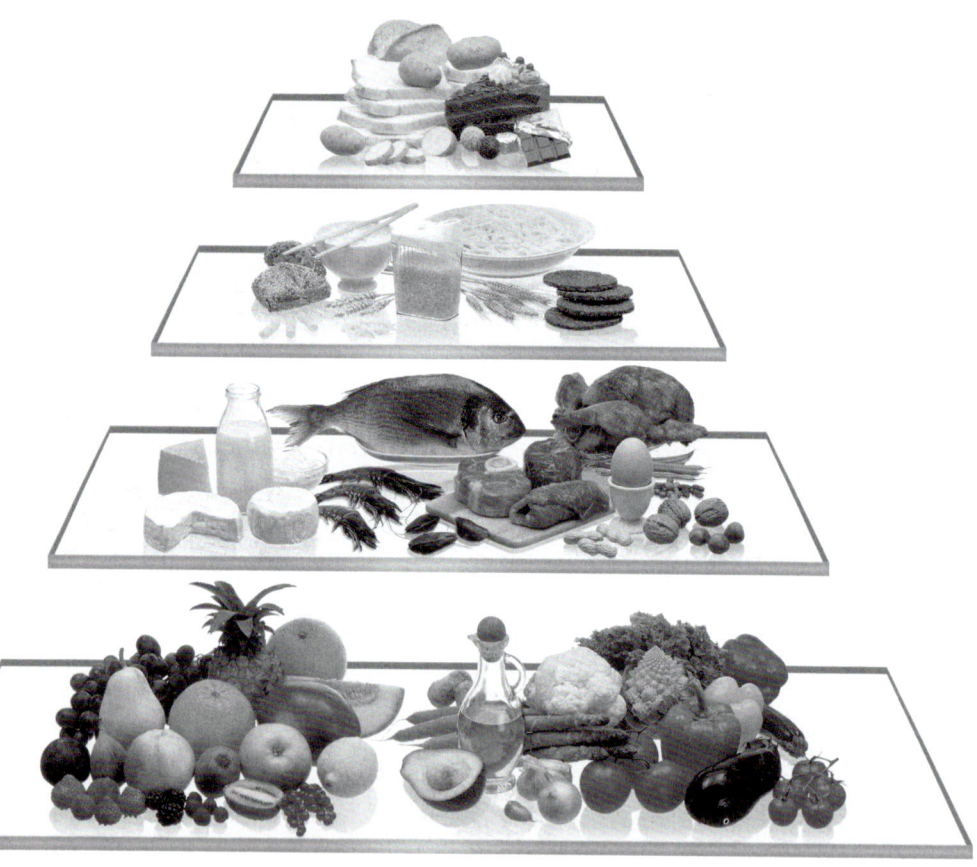

Die LOGI-Pyramide setzt die Inhalte der LOGI-Methode optisch um. Kohlenhydratfreies bzw. -armes Gemüse und Obst stellen die Basis der LOGI-Pyramide dar. Ebenfalls eine große Rolle in der Ernährung nach LOGI spielen die Eiweißlieferanten Fisch, Geflügel, Fleisch, Eier und Milchprodukte sowie Nüsse und Hülsenfrüchte. Die meisten Getreideprodukte, vor allem Brot und Backwaren aus raffiniertem Mehl, aber auch Kartoffeln, Süßwaren und alle mit Zucker gesüßten Getränke sind dagegen an die Spitze der LOGI-Pyramide gestellt.

Unser Gehirn besitzt keinen Kalorienzähler

Die LOGI-Kost, deren Zusammensetzung durch die LOGI-Ernährungs-pyramide symbolisiert wird, zeichnet sich unter anderem durch eine niedrige Energiedichte bei hoher Nährstoffdichte aus. Lebensnot-wendige Biofaktoren (Vitamine, Mineralstoffe sowie Makronährstoffe etwa in Form von Ballaststoffen) werden mindestens in den Mengen zugeführt, wie es den Empfehlungen der Deutschen Gesellschaft für Ernährung entspricht bzw. optimieren diese. Weil unser Gehirn kei-nen Kalorienzähler besitzt, ist eine hohe Nährstoffdichte zudem sehr trickreich, denn eine gute Magenfüllung signalisiert Sättigung. Durch Vermeidung von zum Beispiel in Weißmehlprodukten vorhandenen Kohlenhydraten wird eine schnelle Zuckeranflutung im Blut vermie-den, die über eine verstärkte Insulinausschüttung bzw. einen forcier-ten Insulinbedarf hinwiederum den Hunger und wahre Hungeratta-cken schürt. Insulin im Überschuss aber fördert den Fettaufbau und blockiert den Fettabbau, es erhöht Blutdruck und Harnsäurespiegel. Auch indem dieses Anabolikum Gerinnungs- und Entzündungsvor-gänge induziert, ist es ein Wegbereiter der Gefäßverkalkung.

So werden bei LOGI die zudem stark reduzierten Kohlenhydrate überwiegend in Form von Obst und Gemüse zugeführt, zusätzlich werden moderate Mengen an Hülsenfrüchten und geringe Mengen an Vollkornprodukten empfohlen. Raffinierte Getreideprodukte, Kar-toffeln, Nudeln, Reis und Süßigkeiten werden nur in ganz geringen Mengen gereicht.

Makro- und Mikronährstoffe in der LOGI-Kost im Vergleich zur DGE-Empfehlung pro 1.000 kcal

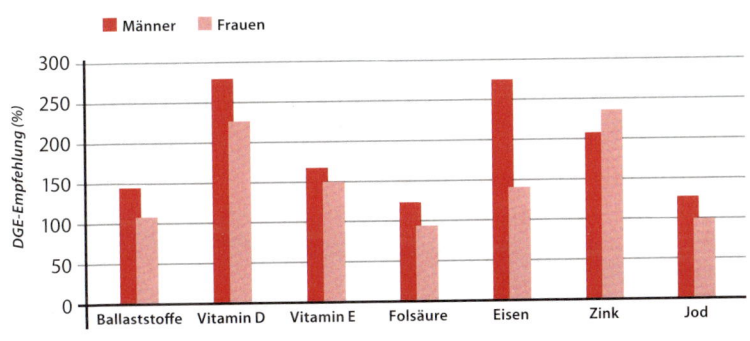

Wichtig: Fett ist nicht gleich Fett!

Kaum ein Ernährungsproblem ist so mit Tabus und Vorurteilen behaftet wie das des Fettanteils der Nahrung: Fett, hier oft zu Unrecht verteufelt, ist aber nicht gleich Fett! Problematisch wird eine hohe Fettzufuhr nur, wenn gleichzeitig, Paradebeispiele Pommes frites, Kartoffelchips, Croissants, Torten und andere Naschereien sowie Süßwaren, auch viele schnelle Kohlenhydrate verzehrt werden. Ersetzen wir aber einen Teil der Kohlenhydrate in unserer Nahrung durch Fett, und zwar durch solches mit einfach ungesättigten Fettsäuren und mit Omega-3-Fettsäuren, wird die Fettqualität optimiert, was sich zum Beispiel äußerst günstig auf unser Blutfett auswirkt. Wichtige Nahrungsquellen hierfür sind Seefisch, Wild, Fleisch aus artgerechter Haltung, Rapsöl, Walnüsse und Leinsamen bzw. daraus hergestellte Öle. Diese Ernährung entspricht zudem den vorherrschenden Fettquellen in der Evolution (Stammesgeschichte) des Menschen und damit unseren Steinzeitgenen.

Deutliche Erfolge schon in wenigen Wochen

Für die LOGI-Studie an der Reha-Klinik Überruh wurden 45 Patienten mit Übergewicht bzw. metabolischem Syndrom ausgewählt, deren Diabetes bei stationärer Aufnahme medikamentös entweder oral oder mit Insulintherapie eingestellt war. Diese wurden mit einer Kontrollgruppe von ebenfalls 45 Patienten mit Typ-2-Diabetes verglichen, an denen in den Jahren 1999 bis 2001, also vor der LOGI-Ära, ein lediglich im Ernährungsteil abweichendes Behandlungsprogramm durchgeführt worden war. Die Ergebnisse: Während des nur dreiwöchigen Klinikaufenthaltes kam es unter LOGI-Kost zu einer signifikanten (nach wissenschaftlichen Kriterien aussagekräftigen) Reduktion des Gewichts um im Mittel 2,9 Kilogramm, dementsprechend verbesserte sich auch der Body-Mass-Index um 1,1 Einheiten. Die Nüchternblutzuckerwerte sanken um durchschnittlich 20 Prozent, während es gleichzeitig zu einem flachen, geglätteten Verlauf der Blutzuckerkurve über den Tag ohne postprandiale (nach dem Essen) Spitzenwerte kam. Außerdem ergaben sich unter anderem Absenkungen des Cholesterins um zwölf Prozent, der Triglyzeride um 27 Prozent sowie des C-reaktiven Proteins (CRP), eines wichtigen Markers für Entzündungsvorgänge, um 17 Prozent. Das Verhältnis des Gesamtcholesterins zum guten Cholesterin (HDL) bzw. die Relation Triglyzeride/HDL verbesserten sich deutlich um 14 bzw. 34 Prozent.

Das sättigt und schmeckt wirklich gut

Die LOGI-Kost wurde von den Patienten sehr gut angenommen, wobei vor allem die verbesserte Sättigung und die gute geschmackliche Qualität immer wieder spontan hervorgehoben wurden. Keiner der Patienten brach die LOGI-Ernährung innerhalb seines Reha-Aufenthaltes ab, nahezu alle versicherten, die in Überruh erlernte Ernährungsweise zu Hause fortsetzen zu wollen. Im Vergleich dazu war in der Kontrollgruppe mit ihrer kalorienbeschränkten, fettarmen und kohlenhydratbetonten Kost die Gewichtsreduktion mit im Mittel 2,1 Kilogramm nach drei Wochen etwas geringer ausgefallen. Die Blutzuckertagesprofile hatten hier nur tendenziell eine geringgradige Verbesserung gezeigt, der Einfluss auf eine Medikationsänderung war somit auch nur gering. Bei 16 Prozent der Patienten musste sogar die medikamentöse Therapiedosis erhöht werden.

Bei jedem Zweiten Diabetesmedikamente abgesetzt

Völlig anders dagegen in der LOGI-Gruppe: Hier konnte bei einem Großteil der Patienten, 49 Prozent (!), die bisher etablierte Diabetesmedikation vollständig abgesetzt bzw. bei weiteren 42 Prozent zumindest reduziert werden. Dabei wurden insulinlockende Wirkstoffe in Form der Sulfonylharnstoffe völlig aus der Behandlung eliminiert, aber auch bei Metforminarzneien und Insulinapplikationen gab es allerdeutlichste Einsparungen: Insgesamt ergab sich für die LOGI-Gruppe ohne Kalorienbeschränkung unter Low-Carb eine Reduktion der Diabetesmedikamente um im Mittel 75,9 Prozent, in der Kontrollgruppe mit High-Carb und strikter Kalorienrestriktion von nur 8,5 Prozent.

Ergebnis geht weit über die Erwartungen hinaus

Das geht, was LOGI betrifft, weit über das hinaus, was wir therapeutisch mit der herkömmlichen Diätempfehlung jemals hätten erreichen können, betont der Medizinische Leiter der Reha-Klinik Überruh und Autor der Studie, Dr. Heilmeyer. Natürlich beziehen sich die Reha-Effekte auch auf das sehr moderate Bewegungsprogramm, sie sind aber überwiegend in der LOGI-Kost begründet. Das geht auch aus den deutlichen Unterschieden zur Kontrollgruppe hervor. Neben einer deutlichen Senkung des Herz-Kreislauf-Risikos zeichnen sich hier ganz erhebliche Kosteneinsparungen für unser bereits schon recht angeschlagenes Gesundheitssystem ab. Dazu der Autor, quasi in einem Appell für die in der Gesundheitspolitik Verantwortlichen, wörtlich: Gesundheitsökonomisch betrachtet könnte eine erweiterte Empfehlung hin zu einer solchen kohlenhydratreduzierten Ernährung eine enorme Kosteneinsparung in der Diabetestherapie bedeuten. Das Einsparpotenzial durch verbesserte Diabeteseinstellung wird auf etwa 27 Milliarden Euro geschätzt, sogar ohne spezielle ernährungstherapeutische Maßnahmen. Unsere Daten lassen annehmen, dass mithilfe einer generellen Empfehlung für solche kohlenhydratreduzierte Ernährungsformen sich dieses Volumen noch erheblich erhöhen lassen könnte (siehe auch H. Jänz).

Joslin-Klinik und ADA konsequent

An der renommierten und weltweit fachlich führenden Joslin-Diabetes-Klinik in Boston/Massachusetts jedenfalls hat man hier schon nötige Konsequenzen gezogen, indem man bereits im Jahre 2005 die Ernährungsrichtlinien im Sinne einer kohlenhydratreduzierten Kost änderte. Die Deutschen Forschungsgesellschaften brauchen hier offenbar noch etwas Zeit, obwohl nicht zuletzt aufgrund einer Cochrane-Analyse (D. E. Thomas et al.), dem Goldstandard der wissenschaftlichen Medizin, im Jahre 2008 auch die Amerikanische Diabetes-Gesellschaft (American Diabetic Association) sich in ihren neuen Ernährungsleitlinien für Typ-2-Diabetiker zu Low-Carb bekannte (J. Howlett et al.).

Wohltuende Stressreize auf Überruh

Beste Erfolge mit LOGI und adäquaten Bewegungsreizen verzeichnet man in Überruh im Allgäu indes nicht nur bei Patienten, sondern auch bei Führungskräften aus der Industrie, die dorthin ihren Weg zu regelmäßigen Vorsorge- und Kontrolluntersuchungen finden. Nicht wenige dieser hoch beanspruchten Manager suchten zuvor ihren Ausgleich vom Job in der passiven Entspannung bzw. Ruhe. Sie pflegten einen Lebensstil, der sie langsam aber stetig auch aufgrund ihrer Ernährungsgewohnheiten an Gewicht zulegen ließ. Überruh induzierte hier teils grundlegende Lifestyleänderungen: Man lernt hier, aktiv und äußerst positiv mit der Freizeit umzugehen, indem hier ganz andere, wohltuende Stressreize gesetzt werden. Die Neigung zu Übergewicht mit allen Krankheitsgefahren und zunehmendem Berufsfrust konvertiert hier zu mehr Dynamik und Lebensfreude, was sich nicht zuletzt auch an den Laborwerten ablesen lässt: Stress ist gesund, das spüren an sich stressgeplagte Führungskräfte auf der Erfolgsspur fortan am eigenen Leibe, und das ist ein völlig neues Lebensgefühl.

Stellungnahme der Schriftleitung: »Brauchen dringend unabhängige Studien«

Der Publikation von Dr. Heilmeyers Studie in der Internistischen Praxis stellte die Schriftleitung folgende Stellungnahme voran, die wegen ihrer ungewöhnlichen Brisanz und Offenheit hier ungekürzt wiedergegeben werden soll:

»Als interessanter Beitrag zum derzeit kontrovers diskutierten Thema, ob kohlenhydrat- oder fettreduzierte Diäten für Übergewichtige (und Typ-2-Diabetiker) günstiger sind, hat uns folgendes Manuskript erreicht. Im Unterschied zu anderen Arbeiten wird hier bei kräftiger Gewichtsreduktion während des dreiwöchigen Aufenthaltes ein günstiges Ergebnis für die kohlenhydratreduzierte Kost auch hinsichtlich der Veränderungen der Lipide erreicht. Bevor man nun aber seine Patienten entgegen der Leitlinien behandelt und alle Ernährungsberatungen umarbeitet, muss natürlich zunächst eine solche Diät auch hinsichtlich klinisch relevanter Endpunkte (Mortalität, KHK-Morbidität etc.) ihre Überlegenheit beweisen. Wir hoffen, dass auch diese Arbeit für die Durchführung solcher Studien ein Anstoß sein kann.

Aber – wer in Deutschland wird so etwas finanzieren? Neu an dieser Arbeit ist nämlich vor allem auch die Möglichkeit der ausgeprägten Reduktion der verabreichten Diabetesmedikation (auch wenn der Vergleich mit der kohlenhydratreichen Kost nur durch ein historisches Kontrollkollektiv erfolgte). Es wird daher schwierig sein, die pharmazeutische Industrie zu motivieren. Uns gegenüber wurde im Übrigen angedeutet, dass die Publikation von anderen Zeitschriften abgelehnt worden sei, weil man es sich nicht mit den Anzeigenkunden verderben wolle.

Wir brauchen dringend eine Institution, die unabhängig von der pharmazeutischen Industrie klinisch wichtige Fragestellungen durch Studien klären kann.«

gez. Prof. Dr. M. M. Ritter, Ibbenbüren

Metabolisches Syndrom und Typ-2-Diabetes

Fatale Folgen entstressten Lebens

Übergewicht mit Bauchansatz – die Stammfettsucht –, überhöhte Blutdruck- und Blutfettwerte und ein schlechtes Ansprechen unseres Körpers auf das Stoffwechselhormon Insulin (Insulinresistenz bzw. mangelnde Insulinsensitivität), das in der Bauchspeicheldrüse gebildet wird: Das alles sind wichtige Warnzeichen, die auf eine Stoffwechselstörung hinweisen, die als metabolisches Syndrom oder – mehr umgangssprachlich – Killersyndrom X bezeichnet wird. In den Industrieländern sind inzwischen bis zu 50 Prozent der über 50-Jährigen vom metabolischen Syndrom betroffen, das über kurz oder lang in den Typ-2-Diabetes mündet.

Die Epidemie, die von Sofa und Sessel ausgeht

Dabei stellt gerade der Typ-2-Diabetes eine der größten Gesundheitsbedrohungen und gesundheitspolitischen Herausforderungen des 21. Jahrhunderts dar. Weltweit breitet er sich unter den Bedingungen der modernen Zivilisation bzw. Überflussgesellschaft in rasanter Weise wie eine Epidemie aus, und er bezieht große Bevölkerungsgruppen wie etwa Polynesier, Chinesen und Vietnamesen, die sich von ihrer traditionellen Ernährung wegbewegen, mit ein: So rechnet die Weltgesundheitsorganisation (WHO) bis zum Jahre 2025 mit nicht weniger als 330 Millionen Diabetikern auf unserem Globus, das wäre bei rund 195 Millionen derzeit Betroffenen eine Steigerung um etwa 135 Millionen und damit rund 70 Prozent!

An rezenten Steinzeitvölkern wie zum Beispiel den Pirmaindianern in Mexiko lässt sich das Grundproblem gut verdeutlichen: Bei Umstellung auf eine westliche Ernährungs- und Lebensweise kommt es bei ihnen zu einer extremen Ausprägung des metabolischen Syndroms: Circa 50 Prozent dieser auf westlichen Lebensstil konvertierten Indianer werden diabetisch, ihre Lebenserwartung liegt unter 50 Jahren.

Dabei betrifft der früher noch als Alterszucker bezeichnete Typ-2-Diabetes im Zeitalter von Fastfood, Fernsehen und weit gehender Bewegungsarmut nicht zuletzt auch hierzulande immer häufiger selbst jüngere Leute, ja sogar Jugendliche und Kinder: Wie andere stark boomende Volkskrankheiten unserer Zeit, wie etwa die Arthrose, sind auch das metabolische Syndrom und der Typ-2-Diabetes weitgehend Folgen des entstressten Lebens, sie entstehen vorwiegend auf der Couch!

Muskeln schwinden, Bäuche wachsen

Dazu muss man wissen, dass die Menschen zu 99 Prozent ihrer Entwicklungsgeschichte, vor rund 2,4 Millionen Jahren tauchte unsere Gattung erstmals auf der Erde auf, als Jäger und Sammler lebten. Das aber bedeutete ein lebenslanges Fitnessprogramm: Alles, was auf den Tisch kam, war mit intensiver Bewegung verbunden. Ein Problem stellten für den Urmenschen Zeiten kärgerer Ernährung bzw. sogar Notzeiten dar, gegen die er sich wappnen musste. So war die Fähigkeit des Körpers, überschüssige Kalorien zu speichern und in Fettdepots anzulegen, ein Überlebensvorteil, der sich in entsprechenden Erbanlagen in einem langen Prozess über Jahrmillionen durchsetzte. Gerade das wird uns aber heute zum Bumerang: In Zeiten, wo der Energieverbrauch durch Automatisierung und Computerisierung im Berufsleben sowie durch ein häufig auch inaktives Freizeitverhalten auf ein Minimum geschrumpft ist, bereiten uns die Steinzeitgene dicke Probleme: Muskeln schwinden, und die Bäuche wachsen.

Schade um unsere guten Gene ...

Das aber ist der eigentliche Jammer: Der Mensch mit metabolischem Syndrom bzw. Typ-2-Diabetes verfügt über Gene, die eigentlich eine sehr sinnvolle Anpassung darstellen, aber erst durch die stetige Verfügbarkeit an und Verführbarkeit durch Nahrung und eine zunehmende Bewegungsarmut innerhalb der letzten Jahrzehnte zum Problem geworden sind.

Insofern ist hinsichtlich unseres Lebensstils radikales Umdenken und Konsequenz gefordert. Die Zeiträume sind viel zu kurz, als dass sich unsere Metabolikergene den veränderten Lebensgewohnheiten hätten anpassen können, also müssen wir unseren Genen Rechnung tragen. Das tun aber seit langer Zeit gängige Diät- und Ernährungsempfehlungen, auch und gerade wenn sie die offizielle Handschrift großer Fachgesellschaften tragen, hierzulande nicht.

LOGI: Reich an Satt- und arm an Hungermachern

Hand in Hand mit einem höheren Kalorienverbrauch, der ganz wesentlich aus einem insgesamt aktiveren bzw. weniger entstressten Leben resultiert, empfiehlt sich für alle vom metabolischen Syndrom Gefährdete, das sind mindestens 25 Millionen Mitbürger, eine Kostform nach der LOGI-Methode. LOGI steht für »Low Glycemic and Insulinemic Diet«, was auf Deutsch so viel heißt wie »Ernährungsmethode zur Förderung niedriger Blutzucker- und Insulinspiegel«. Diese Ernährungsform ist wenig insulinlockend und hilft, ohne uns den Appetit zu nehmen, Hungerattacken zu vermeiden und somit aus unseren Steinzeitgenen das Beste zu machen. Die LOGI-Kost nämlich ist, und das ist ihr Geheimnis, reich an Sattmachern und arm an Hungermachern. Sie macht nicht müde, denn auch die postprandiale (nach dem Essen) Erschlaffung ist ein typisches Zeichen eines Zuviels an Kohlenhydraten. Durch eine Senkung der Kohlenhydratmenge, vor allem der schnell ins Blut gehenden Kohlenhydrate, wird ein anhaltenderes Sättigungsgefühl vermittelt und dadurch auch die Kalorienzufuhr insgesamt reduziert.

Oft genügt es hierbei, herkömmliche Rezepte etwas zu modifizieren, etwa wenn Zucchini statt an Kohlenhydraten reiche Kartoffeln oder Gemüse in Streifen geschnitten statt Nudeln auf den Tisch kommen: Der Ersatz ist nicht nur gesünder, er schmeckt auch besser, wie gerade von Feinschmeckern immer wieder bekundet wird.

Glatte Zuckerspiegel helfen AGEs meiden

Vor allem nach dem Essen werden unter LOGI schädliche Blutzucker-spitzen weitgehend vermieden, was besonders bemerkenswert ist, als diese Spitzen in engem Zusammenhang mit diabetischen Begleit- und Folgeerkrankungen an Blutgefäßen, Nerven und (lebens)wich-tigen Organen wie Herz, Hirn, Nieren und Augen stehen. Durch die Überzuckerung des Blutes nämlich fallen, wie man heute weiß, toxi-sche Stoffwechselprodukte vor allem in Form der AGEs an (M. Brown-lee, H. P. Hammes et al., H. Vlassara). Diese Advanced Glycation End-products (Endprodukte fortgeschrittener Glykierung, also der che-mischen Reaktionen etwa von Eiweißen mit Zucker) wirken sich zum Beispiel auf die Weite und Durchgängigkeit der Blutgefäße und somit auf die Durchblutung negativ aus, sie fördern Entzündungsprozesse und die Gefäßverkalkung (A. Stirban et al.).

Fett wird weit besser verbrannt

LOGI zielt auf den zentralen, krank machenden Faktor des metaboli-schen Syndroms ab, die Insulinresistenz. Mit dem besseren Anspre-chen unserer Zellen auf dieses Hormon bzw. einer entsprechenden Absenkung des Insulinspiegels lassen sich nicht nur die günstigen LOGI-Effekte auf den Blutzucker, sondern zum Beispiel auch auf das Körpergewicht und den Fettstoffwechsel erklären. Eine kohlenhyd-ratreduzierte Kost führt zu einem raschen Einsetzen der Fettverbren-nung, wie durch Laufbandtests und eine damit verbundene Atem-gasanalyse (Spiroergometrie) am Institut für Sport und Sportwis-senschaften der Universität Karlsruhe durch S. Lang nachgewiesen wurde. Nach einer kohlenhydratreichen Mahlzeit dagegen war die Fettverbrennung bis zu vier Stunden sehr stark gehemmt, und auch im Nüchternzustand lag sie unter High-Carb (hohem Kohlenhydrat-anteil in der Nahrung) deutlich niedriger als unter LOGI-Kost.

Stressdeprivierten Couch-Potatos zum Ansporn

Die Karlsruher Studie kann erklären, warum bei moderatem Ausdauersport unter normaler, kohlenhydratreicher Ernährung selten Effekte einer Gewichtsreduktion erzielt werden, wogegen die kohlenhydratreduzierte Kost überflüssige Fettposter viel besser angreift. So eignen sich fetteiweißbetonte Kostformen in besonderem Maße, Körperfettgewebe gezielt zu reduzieren, fettfreies Muskelgewebe aufzubauen und den Fettstoffwechsel für Ausdauerleistungen im moderaten Belastungsbereich zu optimieren (J. Prinzhausen). LOGI und ein Mehr an Bewegung bilden gute Synergien, um seinen Lebensstil insgesamt aktiver zu gestalten und vom Klischee des Couch-Potatos wegzukommen, der seine (Frei-)Zeit vorwiegend auf dem Sofa, Chips essend und in die Röhre guckend, verbringt. Die chronische Stressdeprivation (Stressentzug) im Sinne eines resignierten, immer müder machenden passiven Lebensstils bekommt gerade letzterem nicht gut. Sie fördert das stetig wachsende Heer von Diabetikern und Herz-Kreislauf-Patienten und damit auch den drohenden finanziellen Knock-out unseres Gesundheitssystems.

Bilanzfälschungen bedrohen unsere Gesundheit

Raus aus der Falle, heißt die Devise. Machen wir uns nichts vor: Die gefährlichsten Bilanzfälschungen sind die hinsichtlich unserer Energiebilanz, sie treffen unsere Gesundheit (A. Mörixbauer). Übergewicht ist letztlich ein Bilanzproblem zwischen zugeführter und verbrauchter Energie. Nicht nur das Bewegungspensum der Erwachsenen, sondern auch das der Kinder und Jugendlichen hat sich im Verlauf der letzten Jahrzehnte erschreckend verringert. Oft wäre schon ein entscheidender Schritt getan, wenn nicht nur weniger gegessen, sondern auch weniger gesessen würde. Die Crux aber ist, dass Outdooraktivitäten, die junge Generationen früher ständig auf Trab hielten, durch die vermehrte Verwendung elektronischer Medien, vom Gameboy bis hin zu Video- und Computerspielen, immer mehr verdrängt werden. So tummeln sich zum Beispiel in der Online-3D-Welt Second Life des kalifornischen Softwareentwicklers Philip Rosedale Nutzer, die sich hier regelrechte virtuelle Existenzen aufbauen, während die reale Welt mehr und mehr verkümmert.

Schlanke Dicke mit trügerischem Normalgewicht

Neueren Daten aus den Vereinigten Staaten zufolge wird nur rund ein Viertel der erwachsenen US-Amerikaner der Empfehlung von täglich mindestens (!) 30 Minuten körperlich aktiver Freizeitgestaltung gerecht (A. Must et al., J. E. Manson et al.). Ein besonderes Problem gerade unter jungen Mädchen stellen die lean obese dar, die schlanken Dicken: Deren Fettanteil liegt teils weit über der Norm, obwohl sie normalgewichtig sind. Ursache ist häufiges, letztlich immer wieder frustranes Diäthalten, kombiniert mit mangelnder Bewegung und damit unterforderter Muskulatur. Das geht auf Dauer nicht gut, und gesundheitlich bringt es angesichts aller Jo-Jo-Effekte eher Nachteile.

Zu viel Kohlenhydrate – woran merkt man es?

Müdigkeit circa 30 bis 45 Minuten nach dem Essen

Sättigung hält höchstens zwei bis drei Stunden an

Heißhungerattacken bzw. Hunger nach Süßem, die Kohlenhydratfalle schnappt zu

Stimmungsschwankungen – vom Stimmungshoch ins Stimmungstief und umgekehrt – entsprechend dem Blutzuckerverlauf

Bedürfnis nach Kaffee und/oder Zigaretten nach dem Essen

Tendenz zu rascher Gewichtzunahme (am Bauchumfang abzulesen!)

Stress und Entspannung im Wechselspiel des Lebens

Das Heilmeyer-Prinzip der reizvollen Medizin

Schwache Reize wirken anregend auf Körperfunktionen, zu starke Reize schwächen sie wiederum: Diese nach zwei deutschen Biologen aus dem 19. Jahrhundert benannte Arndt-Schultz'sche Regel sollte als Aufforderung für die heutige Präventivmedizin gelten, nicht nur nach Vermeidungsstrategien für Gesunderhaltung und Wohlbefinden zu suchen und diese zu propagieren, sondern vor allem auch die reizvolle Medizin der richtigen Stressoren zu fördern. Adäquate Reize und wohltuende Entspannung im Rhythmus des Lebens: Das ist der richtige Weg für eine gesunde Vorsorge und den Lebensstil des 21. Jahrhunderts gemäß dem Heilmeyer-Prinzip.

Seinen Körper fordern, Regeneration fördern

Unsere Gesundheit in den hoch entwickelten Industriegesellschaften leidet sowohl an Über- als vor allem auch an Unterforderung. Natürlich schmälern zum Beispiel Faktoren wie Reizüberflutung, psychosoziale (Über-)Belastungen, Umweltgifte und ein Zuviel an Genussmitteln bzw. die Überernährung generell unsere Funktionsreserven. Die heutzutage noch größere Gefahr aber liegt in der Unterforderung, indem

- Herz und Kreislauf zu sehr geschont werden und sich nicht abreagieren können,

- die Kraft mehr und mehr auf der Strecke bleibt bzw. gar nicht erst aufgebaut wird,

- Koordination bzw. Bewegungsgeschicklichkeit leiden, weil auch unser Gehirn reizverarmt ist,

- unsere Immunabwehr aus dem Lot gerät, da sie durch übertriebene Hygiene zu wenig gefordert wird,

- die adäquaten Stimuli physikalischer Umweltbelastungen in Form von Wärme, Kälte und UV-Licht zu kurz kommen,

- wichtige Stoffwechselfunktionen lahmen, weil zum Beispiel die Fettverbrennung aufgrund einer Kohlenhydratmast nicht genügend geübt wird,

- es der Verdauung durch Fast Food bzw. einer an Ballaststoffen armen, aber energiereichen Kost zu leicht gemacht wird und eine

- geistige Monotonie zu Sinnentleerung und innerer Vereinsamung führt.

Seinen Körper regelmäßig und gezielt fordern und die Regeneration fördern heißt die Devise. Das richtige Gleichgewicht zwischen An- und Entspannung, zwischen Adrenalinkick und Stressentzug ist gefragt, um uns auf Dauer wohl zu fühlen, eine Balance, die jeder für sich selbst finden sollte.

Auszeiten als Motivations- und Kreativitätsschub

Unterforderte Körperfunktionen wie Motorik, Temperaturregulation, UV-Schutz, Immunsystem sowie unser Stoffwechsel bzw. die Verdauung lassen sich gut trainieren. Zu den diversen Feinden für entsprechendes Training zählen zum Beispiel Aufzüge, Klimaanlagen, dickste Mäntel im Winter mit Mütze und Schal, Desinfektionsmittel nach dem Gießkannenprinzip, Sonnenschutzmittel mit hohem Lichtschutzfaktor oder auch Antibiotikagaben, wenn sie gar nicht, etwa bei Virusinfektionen, angebracht sind.

Natürlich braucht unser Körper als funktionelles System seine regelmäßigen Auszeiten, damit er sich regenerieren kann und nicht auspowert. Wir leben in einer Zeit der Informationsüberflutung, da gehört gelegentliches Abschalten und Ausblenden zum Lebensrhythmus: Das ist aber nicht gut möglich, wenn zum Beispiel im Hintergrund der Fernseher läuft oder wenn dieser sogar, so manches Programm macht es möglich, als Einschlafhilfe zweckentfremdet wird. Auch im Berufsleben sollte bzw. kann man nicht ständig unter Strom stehen, andererseits ist hier die Monotonie sowohl im Tagesrhythmus als auch auf Dauer Gift: Die erwähnten Auszeiten können hier als regelrechter Motivations- und Kreativitätsschub dienen.

An (lebens)wichtige Biofaktoren denken

Leistungsschwächen bzw. eine mangelnde Regenerationsbereitschaft haben nicht selten mit Defiziten an Mikronährstoffen bzw. teils lebenswichtigen Biofaktoren zu tun: Während Vitamine in sehr weiten Dosisbereichen untoxisch sind und der Körper Mineralstoffe in größeren Mengen benötigt, kann bei den Spurenelementen sowohl eine zu niedrige als auch eine zu hohe Zufuhr krankheitsauslösend sein. Letztere sind vor allem als Bestandteile von Enzymen für bestimmte biochemische Reaktionen im Körper, in sehr kleinen Mengen im Milli- bzw. Mikrogrammbereich, unentbehrlich. Ausgesprochene Vitaminmangelerkrankungen, die allerdings nur die berühmte Spitze des Eisbergs einer defizitären Versorgung darstellen, betreffen besonders stoffwechselaktive Gewebe wie das Nervengewebe bzw. Gewebe mit hohen Wachstumsraten wie die Haut, Schleimhäute und das Immunsystem. Neuesten Untersuchungen der britischen Arbeitsgruppe um J. Thornalley, N. Rabbani und J. Larkin von der Universtät Warwick/Covendry zufolge liegen zum Beispiel bei Typ-1- und bei Typ-2-Diabetikern die Thiaminspiegel (Thiamin = Vitamin B_1) um im Mittel rund 75 Prozent unter der Norm.

Wichtiges Entgiftungsenzym: Die Transketolase

Ursache dafür sind diabetesbedingte Nierenprobleme, die schon in einem sehr frühen Stadium der Krankheit auftreten können, wo selbst der Test auf Mikrospuren von Eiweiß im Urin (auf Mikroalbuminurie) noch nicht greift. Die Thiaminausscheidung ist dadurch auf bis um das 24-fache erhöht, was hinwiederum Probleme an Nerven, Blutgefäßen und (lebens)wichtigen Organen schürt. Speziell der Thiaminabkömmling Benfotiamin verschafft hier Abhilfe. Er behebt aufgrund seiner guten Gewebsgängigkeit nicht nur den Mangel effektiv, sondern hilft auch, schädliche Verzuckerungsprodukte des

Diabetikers wie die bereits erwähnten Advanced Glycation Endproducts (AGEs) auf unschädliche Weise aus dem Körper zu eliminieren. Benfotiamin schafft das, indem es ein körpereigenes Entgiftungsenzym, die Transketolase, um bis zu 400 Prozent aktiviert (E. Beltramo et al., M. Brownlee, H. P. Hammes et al., A. Stirban et al., H. Vlassara et al.).

Woran die DGE nicht denkt

Das Problem gerade auch in der Vitaminversorgung ist: Während bei extremem Mangel in der Regel für die einzelnen Vitamine typische Krankheiten, wie etwa Berberi aufgrund von Thiaminverarmung bzw. Skorbut bei starken Vitamin-C-Defiziten, entstehen, ergeben sich bei leichterer Unterversorgung »nur« unspezifische Leistungsminderungen auch im Sinne einer mangelnden Regenerationsbereitschaft. Offizielle Empfehlungen zur Mindestzufuhr wie etwa die der Deutschen Gesellschaft für Ernährung (DGE) geben da – kritisch betrachtet – beileibe keine Sicherheit hinsichtlich einer ausreichenden und natürlich schon gar nicht hinsichtlich einer optimalen Versorgung.

Interessante Aufschlüsse hierzu gibt ein von R. J. Williams bereits 1987 durchgeführter Versuch mit Meerschweinchen. Diese sind die einzigen Tiere, die wie der Mensch nicht selbst in der Lage sind, Vitamin C im Körper zu bilden. Folglich können auch sie die Mangelkrankheit Skorbut mit Symptomen wie Blutungen und schweren Infekten entwickeln.

Die experimentellen Untersuchungen von Williams zeigten, dass der individuelle Vitamin-C-Bedarf der Tiere zur Verhinderung von Skorbut um den Faktor 4 schwankte. Eine optimale Versorgung aller Tiere mit dem Resultat eines 100-prozentig guten Gedeihens wurde indes erst bei täglichen Dosen erreicht, die um circa das 50-fache höher lagen. Rechnet man diese Ergebnisse, L. Pauling sprach hier von der biochemischen Individualität, auf den Menschen um, ergibt sich ein täglicher Optimalbedarf an Vitamin C, der zwischen 100 und 3.000 mg (!) liegt. Mag dieser Befund noch so erstaunlich sein, er stimmt sehr gut mit den Vitamin-C-Werten überein, die sich in der Urnahrung des Menschen fanden bzw. geht auch konform mit der Eigensynthese von Tieren, die dieses Vitamin in ihrem Körper selbst bilden können.

Vitaminreicher Apfel? Nein, Abfallprodukt!

Hinsichtlich von Minimalbedarfsangaben wäre die DGE zum Beispiel auch zu fragen: Welcher Vitamingehalt ist einem Apfel anzurechnen, der während des Wachstums zwei- bis dreimal gespritzt, zur Lagerung nochmals gespritzt und sechs Monate im Kühlhaus gelagert wurde? Traurige Realität nämlich ist, dass man diesen Apfel ernährungswissenschaftlich als Abfallprodukt bezeichnen muss (Ch. Nassauer). Bereits aus den bei Nutztieren gemachten Beobachtungen weiß man, dass die für die maximale Leistung der Tiere benötigten Vitaminmengen ein Vielfaches der entsprechenden Mindestmengen betragen. Kann man aber das, was fürs Zuchtvieh gilt und hier teils penibel beachtet wird, für den Menschen so einfach negieren?

Saurer Regen laugt die Böden aus

Eine so wünschenswerte Abkehr vom entstressten Leben im Rhythmus zwischen Belastung und Regeneration erhöht auch den Bedarf an Magnesium: Während der Mindestbedarf für diesen Mineralstoff, der in besonderer Weise Herz und Kreislauf schützen hilft, pro Tag rund 200 mg beträgt, gehen die Expertenempfehlungen für Menschen, die sich psychisch bzw. physisch stärker belasten, bis zu 700 mg pro Tag. Die tatsächliche mittlere Zufuhr hierzulande beträgt jedoch 330 mg bei Frauen und 400 mg bei Männern.

Eine defizitäre Versorgung mit Spurenelementen in Deutschland betrifft vor allem Selen, Eisen, Chrom, Zink und Jod. Ursache einer kritischen Selenaufnahme ist die Veränderung der Bodenchemie durch sauren Regen, ein Problem, welches zum Beispiel in den USA und Kanada nicht gegeben ist. Dementsprechend liegen die Selenblutspiegel in der Bevölkerung hierzulande im Schnitt erheblich niedriger als etwa in Nordamerika. Ein Mangel an dem wichtigen Spurenelement wird mit Krebs- und Herz-Kreislauf-Erkrankungen in Beziehung gebracht, auch spielt Selen bei der Entgiftung von Schwermetallen wie zum Beispiel Quecksilber, Amalgamproblematik(!), eine bedeutende Rolle.

Dickeres Blut für die Mammutjagd

Weil wohltuende Stressreize nur über eine adäquate Regeneration so richtig wirken können, müssen hierfür also auch ernährungs- bzw. substitutionsmäßig die Voraussetzungen geschaffen werden.

Vergessen wir nicht, dass Stress für unsere Vorfahren einer langen Menschheitsgeschichte, den Urmenschen, existenziell war. Die Reaktionen bei Stressalarm dienten der Vorbereitung auf Kampf oder Flucht, zum Beispiel mit dem oder vor dem Mammut. Sie sind in unseren Steinzeitgenen verankert, die uns auch heute noch bestimmen: Für die genetische Ausstattung des Menschen stellt unsere heutige Zivilisation nämlich einen viel zu kurzen Zeitraum dar, als dass unsere Gene sich dem hätten anpassen können. Entsprechend dem Kampf- oder Fluchtsignal wurden beim Urmenschen Blutdruck, Blutfette, Blutzucker und Muskeltonus vom Körper vorübergehend hoch gefahren, um für die bevorstehende Belastung, den eigentlichen Stress, gewappnet zu sein. Das Blut wurde verdickt, die Gerinnung gefördert, um bei eventuellen Verletzungen nicht auszubluten. Verdauung und Immunsystem waren in der akuten Stresssituation aber nicht so wichtig, sie wurden vorübergehend heruntergefahren. Kampf und Flucht waren geeignet, sich abzureagieren bzw. den Adrenalinkick auszuleben. Hiernach, zum Beispiel beim Verspeisen des Mammuts, und das gab es beileibe nicht jeden Tag, war es dann Zeit, die Energiedepots zu füllen, zu regenerieren und in der Entspannung neue Kräfte zu mobilisieren.

Gesundheit in hoch entwickelten Industriegesellschaften. Verringerte Funktionsreserven durch:

Unterforderung

· Herz-/Kreislaufbelastung (Ausdauer)
· Kraft
· Koordination (Bewegungsgeschicklichkeit)
· Stoffwechselfunktionen, z. B. Fettverbrennung
· physikalische Umweltbelastungen (Wärme, Kälte, UV-Licht)
· Immunabwehr (zu geringe Belastung durch übertriebene Hygiene)
· Verdauung (Fast Food, ballaststoffarme, energiereiche Kost)

Überforderung

· energiebilanzregulierendes Hormonsystem
· informationsaufnehmendes und verarbeitendes System (Reizüberflutung)
· Anpassung von Biorhythmen (und Ruhezeiten, Reisen)
· psychosoziale Stressbelastungen (Familie, Arbeit, Gesellschaft)
· Genussmittel
· Umweltgifte

Der Schlüssel für alle Zivilisationskrankheiten

Von diesem urtümlichen Mechanismus aber lassen sich alle häufigen, modernen Zivilisationskrankheiten herleiten, indem eine an sich sinnvolle Anpassung bzw. nützliche Stressreaktionen ins Gegenteil verkehrt werden. Dies, indem wir unseren Stress oft nicht ausleben bzw. entstauen und sozusagen in chronischer Alarmbereitschaft häufig psychischer Anspannung verharren: Dadurch bleiben, mit all den bekannten Krankheitsfolgen, unser Blutdruck und die Blutfette fatalerweise auf Dauer hoch, die Blutverdickung nimmt chronische Formen an, und auch der Blutzucker spielt verrückt. Immunsystem und die Verdauung dagegen kommen aus ihrem Tief nicht heraus und machen längerfristig schlapp.

Von den Genen her auf Stress programmiert

Kein Zweifel, von unseren Genen her sind wir auf Stress programmiert, um ihn kommen wir nicht herum. Stress ist ein Vitalitätsgarant. Er ist der Motor wichtiger Anpassungs- und Schutzmechanismen in einem Organismus, der ständigen Veränderungsprozessen unterworfen ist und als sich stetig selbst erneuerndes System von der Funktion wie auch von kleinen Schädigungsreizen lebt. Die heilsame Wirkung verschiedenster Stressfaktoren ist eine Dosisfrage und hängt auch davon ab, wie gut wir das Wechselspiel zwischen Belastung und Regeneration beherrschen. Es gilt, unseren tagtäglichen Stress nach Möglichkeit abzuarbeiten bzw. ihn nicht ins Leere laufen zu lassen, was heißt, nicht, wie das berühmte Kaninchen vor der Schlange, in der Alarmsituation zu erstarren. Entkoppelung bietet nach dem archaischen, in unseren Genen fest verankerten Muster von Kampf oder Flucht vor allem die körperliche Aktivität, von der wir reichlich Gebrauch machen sollten.

Leben muss pulsieren, darf nicht stagnieren

Weil Stress ein notwendiges Lebensprinzip ist, dem wir uns nicht entziehen können bzw. sollten, bietet das vermeintlich entstresste, inaktive Leben seine besonderen gesundheitlichen Tücken. Denn: Ein stressteriles Leben gibt es nicht, Stressentzug wäre lebensfremd und lebensfeindlich zugleich. Wer die Konfrontation mit den Stressoren zu vermeiden versucht bzw. gar nicht lernt, mit ihnen umzugehen, ist ihnen am Ende hilflos ausgeliefert. Er entzieht seinem Körper zudem die Stimuli des Wohlbefindens. Leben muss pulsieren, darf nicht stagnieren: Wollen wir es möglichst reizvoll gestalten, dürfen wir die Stressreize nicht verdrängen. Diese sind, um auf den Vater der Stressforschung, Hans Selye, zurückzukommen, die Würze unseres Lebens und der Gesundheit förderlich obendrein. Ganz in diesem Sinne möchten wir uns dem Lebensmotto des großen, unvergessenen Schauspielers Hans Clarin anschließen: Fange nie an aufzuhören, und höre nie auf anzufangen.

Regenerationsfördernde Maßnahmen für überforderte Funktionsbereiche des Organismus

Zu energiereiche Ernährung: konzentrierte Kohlenhydrate und Fette vermeiden, Mikronärstoffzufuhr optimieren

Umweltgifte: Exposition verringern bzw. unterbrechen

Informationsüberflutung: Abschalten und Ausblenden, Entspannung fördern, ausreichend Schlaf, gleichzeitige Mehrfachbelastungen vermeiden

Arbeitsbelastungen: Delegieren, Auszeiten nehmen, Betätigungsfelder wechseln, nur lohnende Konflikte austragen

Familiäre Belastungen: Verteilung der Belastungen überdenken, alle Entlastungsmöglichkeiten prüfen, ggf. festgefahrene Konstellationen verändern

Trainingsmöglichkeiten für unterforderte Körperfunktionen

Motorik: Alltagsaktivität erhöhen, gesundheitsorientierter Sport, gezieltes Krafttraining

Temperaturregulation: Abhärtung, Kneipp-Anwendungen, Sauna, Outdoor-Aktivitäten

UV-Schutz: gezielte und dosierte Sonnenexposition, Solarium

Immunsystem: Impfungen, Kontakt zu Haustieren, übertriebene Hygiene reduzieren, Sport, Probiotika

Ernährung: vielseitig, ballaststoffreich, Gemüse und Obst

Vitalität heißt, hier die Balance halten!

ÜBERFORDERUNG

Überernährung
· mechanische Belastung
· Infektion

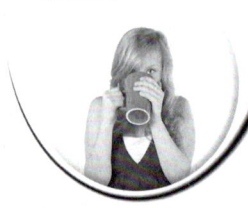

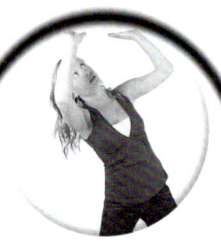

ÜBERFORDERUNG

Reizüberflutung
· rapide Umweltveränderung

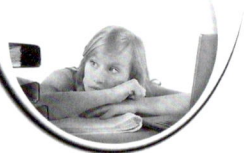

BELASTUNG

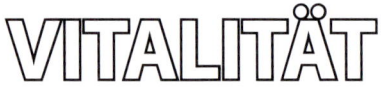

Fähigkeit, gesund zu bleiben
Basis: Genetik/Biosphäre

REGENERATION

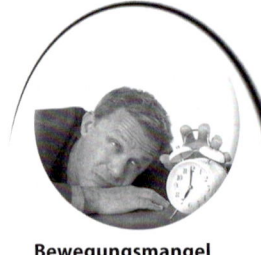

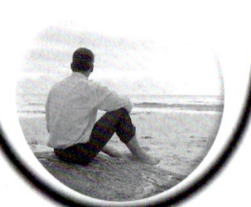

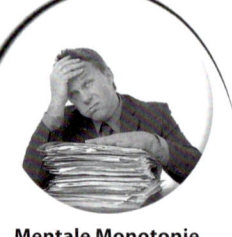

Bewegungsmangel
· fehlende Stoffwechsel-
  und Klimareize

Mentale Monotonie
· Sinnentleerung
· Vereinsamung

UNTERFORDERUNG

UNTERFORDERUNG

STRESS

»Das gesunde Leben ist immer ein Kompromiss zwischen Werten, denen man seine Gesundheit opfert, und dem Opfer, das einem seine Gesundheit wert ist.«

— *Gerhard Uhlenbruck*

Die Bore-out-Falle

Entstresste Arbeitswelt macht krank

Nicht viel arbeiten zu müssen ist doch wunderbar! In einem Interview mit diesem Statement konfrontiert, antwortete der Schweizer Unternehmensberater Philippe Rothlin: Diese Meinung ist populär, aber falsch. Nichts Anständiges zu tun zu haben ist blanker Horror.

Zusammen mit seinem Kollegen Peter R. Werder hat Rothlin den Begriff Bore-out kreiert, der aus dem Englischen von »to bore« (sich langweilen) hergeleitet ist und mit – wörtlich übersetzt – ausgelangweilt das Gegenteil von Burn-out (ausgebrannt) bedeutet.

Weit schlimmer als alle Hektik

In ihrem Buch »Diagnose Bore-out« beschreiben Rothlin und Werder die neue Volks- bzw. Modekrankheit des 21. Jahrhunderts. Bore-out besteht aus den Elementen Unterforderung, Desinteresse und Langeweile. Wenn der Job zu Tode langweilt, kann das weit schlimmer sein als ein noch so hektischer Arbeitsalltag. Von Müdigkeit und Lustlosigkeit über Gereiztheit und Frustration bis hin zu den Anzeichen einer krankhaften Depression reichen die möglichen Folgeerscheinungen von Unterforderung des entstressten Arbeitsalltages. Sie ähneln damit den Auswirkungen des überstressten Berufslebens im Sinne des Burn-out.

Die offensichtliche Verwandtschaft zwischen Bore- und Burn-out legt ähnliche Therapiestrategien nahe, die auch für das Ausbrennen die aktive und keinesfalls passive Aufarbeitung im Sinne schlichter Erholung nahe legen.

Gerade unterforderte Arbeitnehmer sind die unzufriedensten – sie würden gerne mehr leisten. Doch entweder sind sie im falschen Beruf gelandet, so die Bestsellerautoren, oder ihr Unternehmen lässt sie genau dies nicht tun.

Dabei werde das Phänomen schon seit Jahren weitgehend ignoriert, während vom Burn-out nicht selten vorschnell gesprochen werde: Rund 10 bis 15 Prozent aller Schweizer Arbeitnehmer seien chronisch unterfordert.

Flachwalz-Strategie und andere Tricks

Bore-out ist überall da verbreitet, wo Arbeitsresultate abgeliefert werden müssen, die nicht direkt zu messen sind. Während zum Beispiel der operierende Chirurg keine andere Wahl hat, als zu seinen Instrumenten zu greifen, können Schreibtischjobs in ganz besonderem Maße dazu verführen, unbehelligt die Zeit zu vertrödeln: Dabei tragen Internet und E-Mail nicht unwesentlich dazu bei, sich von seiner eigentlichen Arbeit ablenken zu lassen. Gelangweilte Mitarbeiter greifen tief in die Trickkiste, um ihre Ineffizienz oder den Mangel an Arbeit zu vertuschen.

Zu den bewährten, weit verbreiteten Methoden zählen zum Beispiel

- die Pseudo-Commitment-Strategie des allabendlich bis in die Puppen im Büro ausharrenden Mitarbeiters, der damit den Eindruck erweckt, viel zu tun zu haben und als Vielschaffer bestimmt nie in Gefahr gerät, des Bore-outs verdächtigt zu werden,

- die Flachwalz-Strategie, bei der die Arbeit über einen viel längeren Zeitraum gestreckt wird, als eigentlich nötig wäre, oder

- die Lärm-Strategie, wobei zum Beispiel wahllos auf der Computertastatur herumgetippt wird, um zu suggerieren, es werde fleißig gearbeitet.

Entsprechende Strategien aber unterhalten einen fatalen Kreislauf, der die vom Bore-out-Betroffenen immer unzufriedener macht.

Langeweile fördert energielosen Zustand

So ist es auf Dauer keine Lösung, am Arbeitsplatz eine ruhige Kugel zu schieben, wie ein weiterer, inzwischen ebenfalls als Buchautor profilierter Unternehmensberater – Dr. Hans Kernen aus Küsnacht bei Zürich – betont: Jeder braucht letztlich positive Herausforderungen. Das wirkt sogar gesundheitsfördernd, derweil Langeweile auf lange Sicht auch zu einem reduzierten Selbstwertgefühl und zu einem energielosen Zustand führen kann. Kernen, Verfasser von »Achtung Burn-out!«, gesteht zu, dass heute viel zu schnell von Burn-out gesprochen werde, auch seitens der Ärzte. Der Begriff werde geradezu inflationär verwendet.

Den Grundstein für einen späteren Bore-out aber legt man unter Umständen bereits im Studium: Dann nämlich, wenn man – aus welchen Gründen auch immer – eine Ausbildung wählt, die einen nicht so sehr interessiert oder eine Stelle annimmt, die nichts Spannendes verspricht.

Ron Clarke: Stress, Spaß und Spannung gesucht

Wie man sich ein Leben lang erfolgreich gleichermaßen gegen Burn-out und Bore-out wappnet, dafür ist der Australier Ron Clarke ein prägnantes Zeugnis. In den 60er-Jahren war Clarke als Leichtathlet einer der besten Langstreckenläufer der Welt und lange Jahre Weltrekordler über 5.000 und 10.000 Meter. Für heutige Zeiten des Vollprofitums völlig undenkbar, legte er einen guten Teil seiner im Mittel rund 250 Trainingskilometer pro Woche auf dem Wege zur und von der Arbeit zurück (T. Nett). Verschleiß- bzw. Ermüdungserscheinungen zeigt der im Jahre 1937 Geborene selbst im Rentenalter nicht: Clarke ist heute Bürgermeister von Gold Coast, der mit rund 500.000 Einwohnern zweitgrößten Stadt von Queensland im Süden Australiens. Im Surferparadies mit attraktiven Stränden und großem Tourismusaufkommen liegen Stress im und Spaß am Beruf dicht beieinander, das Leben bleibt spannend und anregend. Das aber ist es ja, was Clarke zeitlebens suchte und auch fand.

STRESS

»Ruhe, krank durch Frieden, sucht verzweifelnd Heilung durch Wechsel.«

— William Shakespeare

Interview mit Claus Kemmner, Manager bei Bosch

»Zunehmender Stress brachte mich auf den Fitnesspfad«

Hoher Stress im Berufsleben wird nicht selten als Alibi für gesundheitliche Probleme herangezogen. Bewegungsmangel und Übergewicht gelten als Tribut, den man einer erfolgreichen Berufskarriere zollen müsse: Für ein gesundes Leben bleibe bei all der Beanspruchung einfach keine Zeit, so die fatale Denkweise. Diese stammt aus der Mottenkiste der Managerführung, moderne Konzerne wie das international führende Technologie- und Dienstleistungsunternehmen Bosch wissen das. Hier bietet man seinen Führungskräften Seminare an der Reha-Klinik Überruh an, die zeigen, dass Stress am Arbeitsplatz und eine gesunde Lebensführung kein Widerspruch sein müssen, sondern in partnerschaftlicher Wechselbeziehung stehen können. Claus Kemmner, Teilnehmer eines solchen Seminars mit Gesundheits-Check-up, hat daraus nachhaltige Konsequenzen für seinen Lebensstil gezogen. Die Umstellung auf eine kohlenhydratreduzierte Ernährung im Sinne der von der Bostoner Harvard-Universität wissenschaftlich begründeten und in Deutschland durch den Ernährungswissenschaftler Dr. Nicolai Worm bekannt gewordenen LOGI-Kost (LOGI = Low Glycemic and Insulinemic Diet) war erfolgreich. Der Leiter des Produktbereichs Messwerkzeuge bei der Robert Bosch GmbH in Leinfelden-Echterdingen ist trotz stetig steigender beruflicher Anspannung fitter denn je, wie er im Interview bekundet. Für ihn wie für seinen Großkonzern ergibt sich eine Win-Win-Situation.

Hans-Jürgen Richter: Herr Kemmner, Sie gingen skeptisch in dieses Seminar?

Claus Kemmner: Ja. Ich hatte mich früher einmal an der Atkins-Diät versucht, die war aber nicht mein Ding, vor allem auch, weil ich von deren Sinn von Anfang an nicht so überzeugt war. Es war nun in meinem Leben das allererste Mal, dass ich so ein Gesundheitsseminar mit großem Check-up mitgemacht habe. Zugegeben, mit einer gewissen Skepsis. Die Präsentationen und Diskussionen zum Thema überzeugten mich aber relativ schnell eines Besseren.

Zwölf Kilo in einem halben Jahr, obwohl ich kein Purist bin

Ganz prima fand ich, dass hier die Hintergründe und Mechanismen zu LOGI, die gesamte Methodik, verständlich gemacht wurden. Wenn einer mir ohne diese fundierte fachliche Aufklärung über das, was da in den Körperorganen und im Stoffwechsel abläuft, gesagt hätte, ich solle weniger Kohlenhydrate essen: Ich hätte das nicht geschafft. So aber habe ich in der Folge meine Ernährung entsprechend umgestellt.

H.-J. R.: Mit Erfolg?

C. K.: Innerhalb von circa einem halben Jahr habe ich zwölf Kilogramm abgenommen, gerade arbeite ich am 13. Kilo. Nach dem Vorbild von Seminarleiter Dr. Heilmeyer bin ich aber kein Purist, was die Umsetzung von LOGI betrifft. Ich bin da nur zu etwa 90 Prozent konsequent. Auf dem Seminar in Überruh habe ich gelernt, dass man sich zum Beispiel im Rahmen einer langen Wanderung durchaus etwa ein Stück Kuchen gönnen kann, quasi als zweckgebundener Bonus. So halte ich es jetzt auch im Alltag. Unter der Woche, wo ich keinen Sport treibe, ernähre ich mich konsequent LOGI-konform, am Wochenende esse ich dann zum Beispiel auch die eine oder andere Brezel. Die habe ich mir durch ausreichend Bewegung – samstags und sonntags gehe ich für zwei bzw. vier Stunden auf den Golfplatz – als Belohnung verdient. Das funktioniert bestens.

H.-J. R.: Bei Stress steigt der Adrenalinspiegel und mit ihm die Ausschüttung des Hormons Cortisol. Darauf reagieren viele Menschen mit verstärktem Appetit vor allem auf Süßes, womit der Körper die Produktion des Masthormons Insulin und damit den Gegenspieler des Cortisols aktiviert. Wie sind Sie dieser Insulinfalle bzw. der hiervon drohenden Blutzuckerachterbahn entkommen?

C. K.: Über die Jahre hatte ich langsam, aber mit den üblichen Sprüngen zugenommen, bis dann die jeweils nächsthöhere Konfektionsgröße erreicht war. Zurück aber ging es bisher, wohl aufgrund der erwähnten Mechanismen, nie. Bei Größe 110 war das Ende der Fahnenstange erreicht, was die üblichen Konfektionsgrößen betrifft. Da habe ich jetzt – nach dem Motto hierher und nicht weiter – anlässlich des Seminars eine Zäsur gesetzt. Hier habe ich gelernt, wie die schnell ins Blut gehenden Kohlenhydrate, etwa in Form von Süßigkeiten oder Weißmehlprodukten, das Hungergefühl schüren. Andererseits treten entsprechende Hungerattacken gar nicht erst auf, wenn man entsprechende Kost weitgehend meidet.

Schmeckt prima, und ich zähle weder Kalorien noch Fettaugen

Die bisherige Gewichtabnahme habe ich über die Ernährung erzielt. Um das zu stabilisieren bzw. mein Gewicht noch tiefer zu drücken, werde ich jetzt einmal pro Woche ein Ausdauertraining in mein Programm aufnehmen. Meine Frau kann mir da eine Stütze sein, sie ist super sportlich und hat Idealgewicht. Während sie sich aber sehr kalorienbewusst ernährt und sozusagen auch die Fettaugen zählt, kann ich ja mit der LOGI-Methode so viel essen, wie ich will, aber eben die richtigen Sachen, und ich habe da auch keinerlei Einbußen hinsichtlich meiner Lebensqualität. Ganz im Gegenteil: Es schmeckt mir super.

H.-J. R.: Wirkt sich der neue Lebensstil auf Ihre Fitness aus?

C. K.: Ich fühle mich mit 53, so alt bin ich jetzt, vergleichsweise viel fitter. Man braucht sich doch nur einmal zu überlegen, wie das ist, wenn man zwölf Kilo weniger durch die Gegend schleppt: Das entspricht einem großen Eimer Wasser, und den spürt man ja schon auf wenigen Metern. Außerdem trägt der neue Ernährungsstil sicher auch ganz direkt zur Fitness bei, indem aufgrund der kohlenhydratarmen Kost – wie ich gelernt habe – hohe Insulinanflutungen und eine damit zum Beispiel auch verbundene Müdigkeit vermieden werden.

H.-J. R.: Der Stress nimmt zu, aber auch die Fitness?

C. K.: Der Körper ist wie ein Konto, man darf nicht immer nur abheben, sondern muss auch einzahlen. Das gerade auch dann, wenn man viel Zeit und Kraft in seinen Job investieren muss. Ich arbeite im Schnitt von morgens um 8.00 Uhr bis abends um 20.00 Uhr, manchmal auch bis 21.00 Uhr, das fünf Tage in der Woche. Das ist ein Pensum, das aufgrund großer Akquisitionen und entsprechender Expansion in meinem Produktbereich in letzter Zeit nötig geworden ist. Ich könnte es wohl nicht so bewältigen, wenn ich nicht so fit geworden wäre.

H.-J. R.: Kommen Erholung bzw. Regeneration nicht zu kurz?

C. K.: Lange ausschlafen gibt es auch am Wochenende nicht, der frühe Vogel fängt den Wurm. Am Wochenende sind wir jeweils ab 7.00 Uhr sportlich aktiv, teils getrennt, weil meine Frau nur am Samstag mit zum Golfen geht, dafür aber am Sonntag joggt. Anschließend bleibt, das ist der Vorteil, noch genügend Zeit für gemeinsame Unternehmungen, man hat noch viel vom Tag. Ich halte es mit der aktiven Erholung bzw. Regeneration, das passt auch zu meinem neuen Lebensstil.

H.-J. R.: Lässt sich der denn auch unter der Woche durchhalten, etwa in der Betriebskantine?

C. K.: Auf die Hauptmahlzeit zu Mittag lege ich nach wie vor großen Wert. Bosch hat schon lange erkannt: Geht es den Mitarbeitern gut, sind sie kreativer und produktiver. So ist auch die Betriebskantine erste Klasse. Wir haben zum Beispiel eine Salatbar mit rund 20 verschiedenen Salatsorten, immer frisch, dazu werden regelmäßig zwei bis drei verschiedene Fleischgerichte und auch Fischgerichte angeboten. Weil auch Obst und Gemüse reichlich vorhanden sind, kann ich mir mein Essen ganz individuell zusammenstellen und LOGI-gerecht essen. Mit herkömmlichen Fertiggerichten in Aluverpackungen ginge das sicher nicht.

Wir stacheln uns gegenseitig an, einer ist schon gertenschlank

Hinzu kommt: LOGI macht im Gegensatz zu kohlenhydratreicher Kost auch nicht müde, was natürlich im Dienst nicht unwichtig ist.

Die Büfetts auf Geschäftsreisen, etwa im asiatischen Raum oder in den USA, stellten bislang immer, was mein Gewicht und eine gesunde Ernährung betrifft, eine große Gefahr dar. Auch das habe ich jetzt im Griff, weil ich weiß, worauf es ankommt.

H.-J. R.: Was sagen Ihre Kollegen zu Ihrem neuen Lebensstil?

C. K.: Aus meinem Geschäftsbereich haben noch zwei weitere Kollegen die Seminare besucht. Wir stacheln uns gegenseitig an, wenn wir uns mal sehen. An der Zahl der erhobenen Finger signalisieren wir uns zum Beispiel, wie viele Kilos wir in der Zwischenzeit abgenommen haben. Einen weiteren Kollegen hatte ich sehr lange Zeit nicht getroffen, ich erkannte ihn kaum wieder: Er war gertenschlank geworden. Wie ich von ihm erfuhr, war er ebenfalls in Überruh. Die Mitarbeiter profitieren von den Seminaren hinsichtlich ihrer Gesundheit und Lebensqualität, mein Betrieb, die Bosch GmbH, hinsichtlich höherer Leistungen und geringerer Ausfallzeiten. Ich denke, es ist eine Win-Win-Situation für alle.

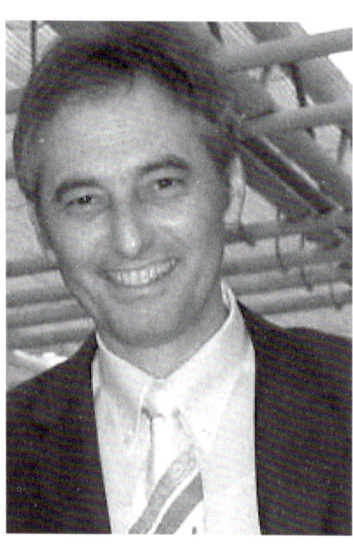

Mit zunehmendem Stress die Fitness hochgeschraubt – Claus Kemmner, Manager bei Bosch:

geboren am 14. Dezember 1955

Studium Maschinenbau an der Universität Stuttgart

Abschluss zum Dipl.-Ing. im Jahr 1979

drei Jahre Assistent an der Uni Stuttgart

Eintritt bei der Robert Bosch GmbH im Jahr 1982

verschiedene Aufgaben in Entwicklung, Marketing, Kundendienst in Leinfelden und Chicago (von 1997 bis 2000)

seit 1. Januar 2008 zuständig für den Produktbereich Messtechnik innerhalb des Geschäftsbereiches ‚Power Tools'

verheiratet seit 1992, keine Kinder

Hobbys: Golf, Autos, Haus und Garten

STRESS

»Immer auf dem Sprunge stehen –
das nenne ich Leben. Von Sicherheit
eingewiegt werden bedeutet sicheren
Tod.«

— *Oscar Wilde*

Interview mit Peter Kraus, Film-, Schlager- und Rockikone

Keine Zeit zum Alt werden

Nicht nur auf seinen Tourneen, sondern im ganzen Leben gibt Peter Kraus, Jahrgang 1939, Vollgas. Der vielseitig begabte Sänger und Schauspieler, Teenageridol von einst, begeistert heute mit echtem, ungemein fetzigen Rock 'n' Roll jung und alt. Seine Bühnenevents sind mit aller Action echter Leistungssport und, das ist besonders faszinierend, man merkt, der Mann hat einen Riesenspaß dabei! Gesunder Stress ist für Peter Kraus Lebenselixier, wobei der Entertainer immer wieder Kraft und Energie aus dem Wechselspiel zwischen dem Bad im Rampenlicht und dem Rückzug in seine Wahlheimat Lugano im Tessin bei seiner Familie schöpft. Anspannung und Regeneration, Spaß am und im Beruf und an den Hobbys, wohldosierte Genüsse und insgesamt Lebensfreude pur: Peter Kraus steht für das Konzept dieses Buches, weil er es schon seit Jahrzehnten im besten Sinne praktiziert. Was da im Gespräch hinsichtlich eines gesunden Bewegungsverhaltens und der Ernährung rüberkommt, würde an Einsicht auch jedem Gesundheitspolitiker gut anstehen. Kein Zweifel: Der seit nunmehr über 50 Jahre so erfolgreiche, unter anderem mit dem höchsten deutschen Musikpreis, dem Echo, für sein Lebenswerk ausgezeichnete Künstler ist auch, wie das folgende Interview zeigt, ein Lebenskünstler par excellence! Und: Zum Alt werden hat der ewig Junge einfach keine Zeit.

Hans-Jürgen Richter: Herr Kraus, bei Ihrem Open-Air-Auftritt in Bingen am Rhein anlässlich der Landesgartenschau brachten Sie mit Ihrer Band rund 12.000 Menschen aller Altersstufen außer Rand und Band. Kaum zu glauben, wischte sich da so mancher verwundert die Augen ob der Dynamik und Power Ihres fast zweistündigen Events. Mit Verlaub, da Sie ja auch nicht mehr der Jüngste sind: Wo holen Sie diese Fitness her?

Peter Kraus: Indem ich das bewege, was mir weh tut, zumindest in erster Linie. Mir tut aber zum Glück, wohl aus dem Grund, nicht sehr viel weh.

Was mir wahnsinnig viel Spaß macht, ist das Joggen auf dem kleinen Trampolin. Das ziehe ich dem Joggen auf der Straße bzw. auf dem Asphalt allemal vor. Morgens geht's vom Bett direkt auf das Trampolin, das im Freien steht. Da laufe und springe ich dann so etwa fünf Minuten. Ich finde das ganz toll, da lösen sich bei mir sogar die Spannungen von der Nacht in der Schultergegend. Die werden so richtig rausgeschüttelt, und meinen Knien tut das auch sehr gut. Wenn da alles hoch-, rauf- und runtergeschüttelt wird, lockern sich selbst die verklebten Innereien in einem Menschen, das jedenfalls ist meine Vorstellung dabei. Es entsteht ein herrliches Gefühl, alles ist wieder frei.

Dem Trampolin verdanke ich mein Mir-passiert-ja-nichts-Gefühl

Das Trampolin ist die hohe Schule fürs Gleichgewicht, was für meinen Beruf enorm wichtig ist. Auf der Bühne habe ich nie Probleme mit dem Gleichgewicht, da kann ich mich drehen, wenden und springen wie ich will. Gleichaltrige, das muss ich leider oft sehen, haben da ihre Schwierigkeiten, sie werden unsicher. Die Gefahr aber ist doch, das man sich durch Unsicherheit oder gar Angst viel schneller Verletzungen einfängt. Natürlich bin ich insofern ein Glücksmensch, weil ich mein Leben lang noch keine wirklich schlimmen Erlebnisse hatte. Obwohl ich fast sämtliche Sportarten gemacht habe, die zu meiner Zeit modern waren, Bungee oder so etwas gab es da noch nicht, habe ich mich nie ernsthaft etwa am Knie verletzt, noch nie einen Knochenbruch gehabt. Das hat mir ein Mir-passiert-ja-nichts-Gefühl gegeben, aber das bekommt man eben auch auf dem Trampolin, wenn man weiß, man kann auf einem Bein springen und dazu noch relativ hoch. Das überträgt man dann auch in den Alltag, mit diesem Gefühl ist man viel lockerer drauf und insgesamt aktiver.

Wehwehchen pflegen und schonen? Das ist nicht mein Ding!

Ganz klar, das Trampolin steht heute sportlich im Mittelpunkt. Natürlich, ich wohne am Luganer See, da bin ich gerne mit dem Kanu unterwegs und paddle teils bis nach Italien hinüber. Das ist nicht nur unheimlich gut für die Oberarme und den Oberkörper insgesamt, sondern geht auch bis in die Beine und ist ganz einfach schön. Da kann ich mich herrlich entspannen und auch mal mein Hirn zur Ruhe kommen lassen. Die Gegenbewegung beim Paddeln, von der linken in die rechte Körperhälfte, das finde ich toll. Auch Wasserski macht viel Spaß, zumal mit den modernen Skiern, die einem ein völlig neues Fahrgefühl geben.

Rennrad fahren sieht meine Frau nicht mehr gerne, und da hat sie ganz Recht. Im Tessin gibt es keine Fahrradwege, und das Radeln ist hier wegen der Straßenverhältnisse und dem hohen Verkehrsaufkommen doch ziemlich gefährlich.

> *H.-J. R.: Wie sieht es mit der generellen Bewegung im Alltag aus? Wie wir schon hörten, sind Sie ja kein Schontyp ...*

P. K.: Was die Fitness generell betrifft, da mache ich alles, was mir in dieser Hinsicht nützlich vorkommt. Weil ich aber hier Laie bin, höre ich natürlich auch auf die guten Ratschläge von Ärzten. Mit Doc Müller-Wohlfahrt bin ich befreundet, der predigt auch immer, wie wichtig Bewegung ist und dass die Funktion heilt: Das ist ganz einfach. Nur, wenn man das Leuten so sagt, dann stößt man oft auf viel Unverständnis, weil sie glauben, man müsse zum Beispiel den Fuß bei irgendwelchen Wehwehchen gleich hochlegen und möglichst schonen. Das ist aber offensichtlich genau das Gegenteil von dem, was wirklich zuträglich ist. Da gehören natürlich auch ein gewisser Mut und eine gewisse Disziplin dazu, Beschwerden aktiv anzugehen und sich dabei immer wieder zu überwinden, auch wenn's manchmal schwer fällt.

Habe noch nie einen Auftritt wegen Krankheit geschmissen

Bewegung im Alltag ist wichtig, das sage ich mir immer. Die Zeit muss genutzt werden. Ich bin einer, der beim Zähneputzen mit den Fersen wippt oder vor dem Waschtisch bei der Rasiererei, was mir ein Gräuel ist, weil es so lange dauert, auf einem Bein steht: Das alles ist ansonsten verlorene Zeit. Da mache ich halt so blöde Sachen, um die Zeit zu nutzen.

H.-J. R.: Wie stecken Sie große Tourneen wie die 2008, wo Sie 22 Auftritte in deutschen Städten und Wien in nur einem Monat hinlegten, weg? Gibt es ein Rezept der Regeneration?

P. K.: Nach so einer Tournee fühle ich mich eigentlich fitter, obwohl ich das natürlich nicht bin. Da wurde ich schon ein paar Mal krank, habe mir plötzlich Erkältungen eingefangen, obwohl ich normalerweise nie krank bin. Dann schleudere ich mir die berühmten Enzyme rein, an die glaube ich, die nehme ich auch schon vor der Tournee. Ich habe noch nie in meinem Leben etwas abgesagt. Das hat dazu geführt, dass mein Manager mich vor meinen Auftritten noch nicht einmal versichern lässt, der sagt, du brauchst keine Versicherung, das kostet viel zu viel Geld.

Ich mache mir immer meinen gesunden Stress

Auch zwischendurch komme ich auf Tourneen zum Regenerieren, da habe ich mir so eine Art Meditationsschlaf antrainiert, der hilft mir enorm. Dabei liege ich auf dem Rücken, obwohl ich eigentlich nie auf dem Rücken schlafe und bewege mich nicht. Die Arme werden schwer, die Beine werden schwer, ich bin ganz ruhig, wie man das aus dem autogenen Training kennt, und nach einiger Zeit bin ich total fit. Besonders vor Galaauftritten ist das wichtig, die ursprünglich zum Beispiel für 22.30 Uhr angesetzt sind, sich dann ständig verschieben und aus denen dann letztlich eine Mitternachtsshow wird. Da relaxe bzw. meditiere ich dann vorher im Hotel so etwa eine halbe Stunde, das kann ich im Flugzeug auch.

H.-J. R.: Was genießen Sie mehr, Ihre enorme Popularität oder die Idylle im heimischen Ambiente?

P. K.: Ich bin ein Mensch, der sich immer einen gesunden Stress macht. Ich glaube auch, dass ich ohne den überhaupt nicht leben könnte. Dabei führe ich irgendwie ein Doppelleben. Ich liebe und genieße die Popularität bei meinen Auftritten, liebe aber auch mein Tessin und das Verschwinden in die absolute Anonymität. Ich muss mich nicht jeden Tag in einer Clique herumtreiben, wie das manche Prominente tun, da würde ich wohl zugrunde gehen. Natürlich weiß man auch im Tessin, wer ich bin, aber das interessiert die Leute hier eigentlich nicht so wahnsinnig. Da hole ich mir sehr viel Kraft.

H.-J. R.: Peter Kraus und Gewichtsprobleme, das ist völlig unbekannt, Sie sind seit jeher als schlank und rank bekannt. Gibt es eine speziellen Grund dafür?

P. K.: Das liegt gleich an mehreren Dingen. Ich bin immer aktiv, auch in der Freizeit bzw. wenn ich nicht beruflich eingespannt bin. Klassisches Beispiel: Wir haben einmal Liegestühle fürs Freie gekauft, nach circa einem Monat hat mich meine Frau darauf aufmerksam gemacht, dass ich noch kein einziges Mal drinnen gelegen hatte. Das Nichtstun ist nichts für mich, selbst wenn ich nichts zu tun habe, mache ich mir etwas zu tun. Da gehe ich dann zum Beispiel in die Garage zu meinen Oldtimern und bastle etwas. Wir wohnen direkt am See, da ist die Versuchung, dass man immer etwas tut, natürlich besonders groß. Ich halte das für gut und finde das gesund.

Die Leute mögen es, wenn Sänger sich bewegen

Weil ich mich den ganzen Tag nicht schone, aufgrund meines vollen Tagesprogramms, habe ich das Riesenglück, zur Nacht, wenn ich mich hinlege, auf der Stelle einschlafen zu können. So vier Stunden schlafe ich durch, dann helfe ich mit der erwähnten Meditationsmethode etwas nach oder stehe gleich auf.

Was speziell mein Gewicht betrifft, so ist zu bemerken, dass die Künstler, zumindest aus meiner Zeit, ziemlich eitel sind bzw. so erzogen wurden. Man sagt sich, warum mögen mich die Leute? Weil ich mich bewege und nicht auf einem Barhocker sitze und singe. In meinem Metier als Sänger und Schauspieler gehört die Bewegung zum Gesamtprodukt ganz einfach dazu, und auch dafür muss man natürlich etwas tun. Diese Auffassung ist wahrscheinlich tief in mir drinnen. Mein Leben lang hätte ich eine panische Angst davor gehabt, zu sagen, wie das viele Leute heute tun: O. K., jetzt gehe ich in Urlaub, jetzt fresse ich mir mal fünf Kilo an, das bekomme ich dann schon wieder runter. Das hat es bei mir noch nie gegeben, und das Glück ist, dass meine Frau genauso denkt. Sie hat immer noch ihre Figur, so wie ich sie kennen lernte, und wir sind immerhin 40 Jahre verheiratet. Wir brauchen keine Waage, spüren aber sofort, wenn wir uns mit dem Essen etwas einschränken müssen bzw. dann eher auf etwas Obst und Salate zurückgreifen, bevor wieder richtig losgelegt wird.

Ich habe noch nie eine echte Diät gemacht

Ich finde das schön, ich kann mit diesem Rhythmus hervorragend leben. Ich habe noch nie eine echte Diät gemacht, sondern ernährungsmäßig immer das wohldosierte Weglassen und dann wieder ein bisschen Zuschlagen praktiziert. Wenn ich mir dann so anhöre, was Freunde treiben, wie sie sich erst so richtig gehen lassen und dann wieder quälen, um das Angefutterte wegzubringen. Da denke ich mir, das wäre mir alles zu anstrengend.

H.-J. R.: Sport und tägliches Training nach Plan und mit System, das wäre nichts für Sie?

P. K.: Ja, da ergeben sich Parallelen auch insofern, dass es mir auch zu aufwendig wäre, in ein Fitnessstudio zu gehen und mich dort zu quälen. Manche tun die ganze Woche körperlich nichts bzw. verbringen ihre Freizeit weitgehend vor dem Fernseher, um dann am Wochenende für drei bis vier Stunden ins Fitnessstudio zu gehen: Das halte ich für ineffektiv, dazu wäre ich auch zu faul. Da wippe ich, wie erwähnt, lieber schon beim Zähneputzen und integriere die Bewegung auch auf vielfältige andere Weise in meinen Alltag. So fällt es mir auch nicht etwa ein, beim Telefonieren ruhig dazusitzen, da gehe ich herum und, wenn ich Lust habe, auch die Treppe auf und ab. Ich finde das viel vernünftiger, da habe ich meine Zeit in irgendeiner Form genutzt.

Bewegung in den Alltag integrieren, nicht separieren

Ein tägliches Training gibt es für mich nicht, ich mache das alles eher so nebenbei. Die Dinge in den Alltag integrieren und nicht separieren, das ist das richtige Wort und im Grunde genommen so einfach.

Das ist natürlich auch leicht gesagt und berufsabhängig. Ich habe eben einen anderen Beruf als einer, der sieben bis acht Stunden vor dem Computer sitzt, obwohl das auch in meiner Sparte heute immer mehr nötig ist. Aber auch da gibt es doch zum Beispiel die schönen Rollen, die man unter den Schreibtisch stellt und mit denen man seine Beine bewegt, während oben der Kopf und die Hände arbeiten. Natürlich habe ich so etwas zu Hause, das ist doch klar, und auch ein Gummiband, mit dem man vor dem Fernseher rumzieht. Das Programm ist ja selten so anspruchsvoll, als dass man dadurch allzu sehr abgelenkt würde.

H.-J. R.: Um speziell auf das Essen zurückzukommen: Wovon ernähren Sie sich hauptsächlich, wie viel Disziplin ist hier für Sie vonnöten?

P. K.: Meine Frau ist Wienerin und kocht wie eine Wienerin, und ich bin in Bayern aufgewachsen, das sagt schon sehr viel. Wir haben uns natürlich früher ganz anders ernährt als heute und lachen uns darüber oft scheckig. Wir haben alles gegessen, was ungesund war, all die leckeren Sachen der Wiener und bayerischen Küche. Zum Hochgenuss gab's da auch mal Kaviar, heute aber mache ich mir meine Speisen von früher zum Kaviar bzw. zur Delikatesse.

Im Tessin mediterran und in Wien den Kaiserschmarrn

Das geht so: Während wir uns zu Hause im Tessin nach italienischem bzw. mediterranem Muster mit sehr viel Fisch, Gemüse und ein bisschen Pasta sehr gesund ernähren, gibt es bei meinen gelegentlichen Reisen nach Wien wieder mal Schnitzel, Gulasch und natürlich auch Kaiserschmarrn, in München kommen Weißwürste und am Tegernsee auch mal ein schöner Schweinsbraten auf den Tisch. Das ist toll, das macht Spaß, aber da muss auch die Umgebung stimmen. Das sind eben die großen Ausnahmen, dann, am Tag X, auf den man sich darauf freut und wo man sich das gönnt. Aber einen Schweinebraten zum Beispiel muss man ja nicht jeden Tag essen, das genügt dreimal im Jahr vollauf. Darauf, aufs Genießen, kommt es, denke ich, an.

Auch noch wichtig ist: Meine Frau, sie kauft zu Hause ein, legt großen Wert auf frische, unverfälschte Ware. Um konfektionierte Nahrungsmittel, die heute so um sich greifen, macht sie einen großen Bogen.

H.-J. R.: Welchen Stellenwert hat Ihre Familie, wenn es um Ausgleich und neue Kraft im Beruf geht?

P. K.: Wie gesagt, ständig wollte ich nicht im Trubel sein, das könnte ich nicht ertragen. Dieses Zurückziehen auf meine Familie und meine Hobbys ist für mich das Allerwichtigste. Mit meinen Spezln am Ort ziehe ich den Leuten hier so manchen Mittelscheitel: Das ist ein Wiener Ausdruck, der sich auf den hemmungslosen Einsatz der E-Gitarren bezieht. Da werde ich dann so richtig hungrig, mich wieder in eine Gala oder ein Konzert hineinzustürzen, das alles macht wirklich Spaß. Besonders gerne arbeite ich aber zu Hause, da übe ich im Studio und plane neue Stücke und auch zum Beispiel eine neue CD.

Golf ist herrlich, aber immer wäre schrecklich

Ich würde das auch als gesunden Stress bezeichnen, was da abläuft. Meine Frau sagt, du arbeitest zu intensiv und zu viel, aber ich sehe das anders, ich brauche das. Wenn wir's uns dann mal schön machen und Golf spielen gehen, denke ich auf dem Golfplatz: Ist das nicht herrlich, stell' dir vor, wie schrecklich das wäre, wenn du das jeden Tag machen würdest. Das kommt mir da wirklich jedes Mal in den Sinn. Ich kenne aber Altersgenossen, die waren im Geschäftsleben zeitlebens erfolgreich, haben gekämpft und sich dann irgendwann aus dem Beruf zurückgezogen. Jetzt spielen sie auf dem Golfplatz wie die Wahnsinnigen ein Turnier nach dem anderen. Das wäre für mich der absolute Horror, da um die Punkte oder um ein besseres Handicap zu ackern, das kümmert mich einen feuchten Keks. Auch beim Joggen nach der Uhr bzw. um die Sekunden zu laufen, das wäre für mich alles ein Gräuel. Irgendwie verstehe ich das aber schon, den Leuten fehlt etwas im Leben, und die andere Sparte kennen wir ja auch: Der setzt sich hin und weiß nicht mehr, was er machen soll, und dann isst er halt und trinkt und wartet, bis er stirbt.

H.-J. R.: Peter Kraus ist heute schon im Rentenalter, wenn man das auch nicht glauben mag. Denken Sie daran, irgendwann Ihren Beruf aufzugeben, sind Sie sich als Pensionist vorstellbar?

P. K.: Mein Beruf ist schon ein Traum- und Glücksberuf, den muss man nicht aufgeben, so lange man Erfolg hat. Wir arbeiten auf etwas hin, präsentieren das und bekommen, wenn wir es richtig gemacht haben, unsere Auszeichnung, unsere Goldmedaille oder unseren Orden im Beruf, wie immer wir das nennen wollen: Das ist schön. Hinzu kommt: In Abwechslung zwischen der Hauptarbeit zu Hause bzw. im Studio und den öffentlichen Auftritten kann man diesen Beruf sich ganz herrlich einteilen.

Aufhören? Dafür macht mir mein Beruf viel zu viel Spaß!

Wo sonst gibt es einen Beruf, in dem du populärer wirst, wenn du weniger machst? Einem Konzerndirektor jedenfalls mit der Verantwortung über viele, viele Menschen oder dem obersten Boss eines Betriebs, der laufend in der Krise steckt, stünde so etwas nicht. Ich verstehe natürlich, wenn einer wie ein Workaholic es schafft, dass der eines Tages sagt, jetzt möchte ich meinen Frieden haben. Dafür aber macht mir mein Beruf einfach zu viel Spaß.

H.-J. R.: Alle, die Sie live hören und erleben dürfen, sagen: Das ist der fetzigste und dynamischste Peter Kraus, den es je gab. Während andere mit dem Alter immer ruhiger werden, drehen Sie immer mehr auf. Gibt's eine Erklärung dafür?

P. K.: Ja, die gibt es. Zum ursprünglichen Rock 'n' Roll, da sagte die ältere Generation in den 50er-Jahren, das ist Negermusik, und das ist ein Abschaum. So war das, was wir in Deutschland an Rock 'n' Roll damals machen durften, nie vergleichbar mit dem, was die Schwarzen in Amerika erfunden und gespielt hatten. Es war bei uns gar nicht gesellschaftsfähig. Bei uns wurde eine Softversion, eine Art Teenagermusik daraus, die damals auch unser Lebensgefühl ausdrückte. »Schwarze Rose Rosemarie« war damals zum Beispiel für einen Rocksänger wie mich ein Riesenerfolg, das aber war ein Walzer.

Mach Dein Ding, egal was die anderen sagen

So kam ich heute, wo der Rock 'n' Roll in seiner ursprünglichen Form endlich bei uns angekommen ist, auf die Idee, zu den wirklich originären Nummern von damals, etwa von Chuck Berry und anderen Schwarzen, neue Texte zu schreiben. So tue ich im reifen Alter das, was ich schon als Jugendlicher eigentlich hätte machen wollen, da aber gar nicht so durfte. Hinzu kommt meine Spitzenband, das ist eine ganz andere Generation, die sehen und spielen vieles wieder ganz anders, das ergibt perfekte Synergien.

Jetzt aber erfülle ich mir einen weiteren Traum, indem ich eine rockige Swinggeschichte mit der SWR-Bigband mache und das auf der Spur der Idole von damals wie Sammy Davis Jr., Frank Sinatra und Andy Williams. Auch daran hängt mein Herz, genauso wie am Rock 'n' Roll. Dessen Botschaft aber lautet: Mach Dein Ding, lebe Dein Leben nach Deinen Vorstellungen, egal was die anderen dazu sagen.

Empfehlenswert: Die DVD »Peter Kraus, Erinnerungen/Mein Leben« mit einer ganzen Fülle sehenswerter Film- und Fernsehausschnitte, die auch die enorme Vielseitigkeit des Künstlers dokumentieren (Produktion Dieter Weidenfeld & Alexander Seidl für Aviator-Entertainment in Hamburg)

STRESS

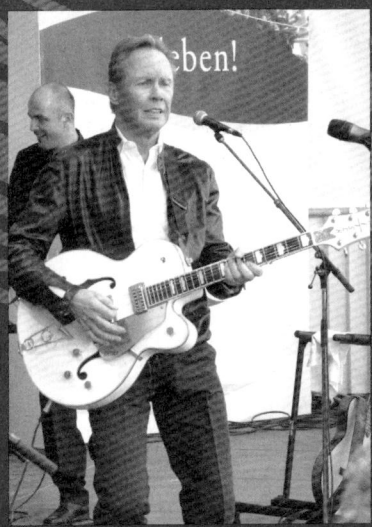

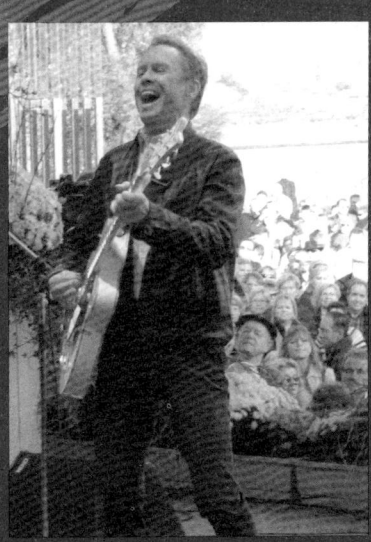

Peter Kraus in Action!
Fotos: BIG-Magazin, Gerhard Backes

Interview mit Starkoch Heinz Beck, »La Pergola« Rom

Stressbeflügelt zu den Sternen

Bei ihm geben sich die Großen der Welt aus Politik, Management und Showbusiness die Klinke, an seinem Arbeitsplatz auf dem Monte Mario, hoch über den Dächern von Rom, zelebriert er Kochkunst vom Feinsten: Dabei musste sich 3-Sterne-Koch Heinz Beck als Ausländer in Italien sein Image hart erarbeiten, und auch heute führt er ein äußerst stressreiches, dabei aber stressbeflügeltes Leben. Beck geht in seinem Traumberuf auf, er kümmert sich persönlich um jedes Detail, und die illustren Gäste spüren das. Auch das Familienleben kommt nicht zu kurz, allerdings meist erst zwischen Nacht und Morgen, wenn der Maître de Cuisine sich nach getaner Arbeit von seiner sizilianischen Frau Teresa etwa mit einer Minestrone bekochen lässt.

Ein Künstler, ein Maler wie Chagall und De Chirico wollte er einmal werden und damit die Sinne reizen. Jetzt ist er Künstler am Herd, der aus Altötting stammende Heinz Beck. An seinem Arbeitsplatz, dem Gourmettempel »La Pergola«, im jetzt zur Waldorf Astoria Collection gehörenden Cavalieri Hilton in Rom, wird er indes tagtäglich mit der großen Malerei konfrontiert: Der Besitzer des Hotels, Angelo Guido Terruzzi, ist Kunstmäzen und besitzt unter anderem wohl die weltweit größte und beste Sammlung venezianischer Malerei des 18. Jahrhunderts. So ist im Foyer des Nobelhotels das teuerste Kunstwerk, das je auf einer Auktion in Italien verkauft wurde, im Original zu bewundern: Ein dreiteiliger Bilderzyklus des Rokokokünstlers Giovanni Battista Tiepoli, der für stolze 3,9 Millionen britische Pfund bei Sotheby's aus dem venezianischen Palazzo Sandi erworben wurde. Auch der Wandteppich »Il Palazzo di Circe«, der am Eingang rechts zum »La Pergola« hängt, ist ein Vermögen wert.

Als Winkler-Schüler nochmals zur Basis zurück

Dabei drohte Becks Start in Rom zum Desaster zu werden, als ihn in den 90er-Jahren der im internationalen Hotelmanagement sehr erfahrene Hans R. Fritz in die Stadt am Tiber holte. Nicht nur, dass das »La Pergola« zur schummrigen Disco verkommen war und das ganze Hotel mit einem Riesenaufwand auf Vordermann gebracht werden musste: Beck sprach damals kein Wort italienisch und musste plötzlich auch Pasta zubereiten, wobei er etwa von einer Amatriciana noch keine Ahnung hatte. Schlimmer noch: Die Einheimischen boykottierten anfangs über Monate seine Küche, obwohl die schon zu dieser Zeit, schließlich hatte Beck unter anderem bei Heinz Winkler in Aschau gelernt, vom Feinsten war. Beck überstand die harte Zeit mit Bravour. Er lernte die römische bzw. italienische Küche von der Basis her kennen, indem er sich auf Streifzüge durch die Trattorien der ewigen Stadt begab und dort alles assimilierte, was für seine Profession lohnenswert erschien. Auf dem Campo dei Fiori, wo tagtäglich der römische Bauernmarkt stattfindet, richtete er sich so ein, dass er dort stets frischeste Ware höchster Qualität erhält: Schnell hatte sich nämlich herumgesprochen, dass der Tedesco bei seinen persönlichen Einkäufen keinerlei Kompromisse hinsichtlich der Güte der Waren zulässt. Im »La Pergola« wurde nach Becks präzisen Vorstellungen eine Weinkeller installiert, der mit rund 50.000 Flaschen und circa 2.000 verschiedenen Etiketten auch ausgesprochene Raritäten umfasst und von einem eigenen Sommelier, Marco Reitano, gehegt und gepflegt wird.

Beinahe meisterhafter Umgang mit dem Stress

Stressbeflügelt wurden die Sterne erreicht, nicht nur die von Michelin, sondern, viel früher, die in Form der Anerkennung seiner Gäste. Schon seit Jahren sind die knapp über 60 Plätze im »La Pergola« über Monate ausgebucht, die Gästeliste reicht von Henry Kissinger über Bruce Springsteen bis zu Papst Benedikt dem XVI., der, als er noch der Kardinal Joseph Ratzinger war und das Protokoll das erlaubte, hier zu seinem 70. Geburtstag weilte. Weit wichtiger noch: Der strebsame und kreative Deutsche hatte nun längst auch die Herzen der Italiener erobert. Als Formel-1-Manager Flavio Briatore im Sommer 2008 im Cavalieri Hilton und bei Beck mit zahlreicher Prominenz wie Ferrari-Manager Jean Todt, der James-Bond-Schauspielerin Michelle Yeoh und der Popband Duran Duran Hochzeit mit seiner Elisabetta Gregoraci feierte, glich das ganze Hotel einem Hochsicherheitstrakt. Für

Beck bedeutete das ein besonderes Quantum Stress im fast normalen Alltag: Stress, mit dem er sowohl produktiv als auch genießerisch beinahe meisterhaft umzugehen versteht.

Hans-Jürgen Richter: Herr Beck, was ist der Tribut an Ihren Beruf, ist er gar zu hoch?

Heinz Beck: In meinem Beruf muss man aufgehen, man muss ihn mit Herz und Hirn betreiben. In all den Jahren habe ich mein »La Pergola« abends nur ganz wenige Male im Stich gelassen, die Gäste erwarten meine Präsenz. Wenn ich dann normalerweise so gegen 3.00 Uhr in der Nacht nach Hause komme, dann hat meine Frau noch etwas zubereitet, etwa eine leichte Minestrone, denn ich hatte ja zuvor nur abgeschmeckt bzw. vorgekostet. Es gibt viel zu plaudern, so vergehen noch etwa ein bis zwei Stunden. Oft muss ich wegen vielfältiger Verpflichtungen gegen 7.00 Uhr wieder aufstehen, aber so zwei bis drei Stunden Schlaf reichen mir gewöhnlich, dann bin ich wieder fit.

H.-J. R.: Ist das manchmal nicht zu viel des Guten?

H. B.: Eines ergibt das andere, wenn man bekannt ist. Man kann und will sich dem nicht entziehen. Beispiel: Vor einiger Zeit war eine Show von Promiköchen in Thailand, wo man mich unbedingt dabei haben wollte. Ein paar Stunden nach dem Dienst in meinem Restaurant bin ich in den Flieger, nach Asien gejettet und habe dort meine Arbeit gemacht. Danach ging es sofort wieder zurück nach Rom und natürlich gleich ins »La Pergola«, weil man mich dort brauchte.

Gesunde Kochkunst liegt mir am Herzen

Oder mein Auftritt bei sternTV: Der war streng eingeplant, das alles muss genau koordiniert werden. Aber so ist es eben in diesen Positionen, dieses Leben habe ich so gewählt, es gibt mir sehr viel und inspiriert mich ständig neu. Ich bin gesund und brauche keine Medikamente, höchstens vielleicht mal was zum Gurgeln für den Hals.

H.-J. R.: Bei Günther Jauch haben Sie sich ja auch als Experte in Sachen gesunder Kochkunst geoutet. Wie sehr liegt Ihnen die Gesundheit Ihrer Gäste am Herzen?

H. B.: Das ist ein ganz wichtiges Thema für mich. Meine Gäste sollen auch nach einem stundenlangen Mahl nicht müde vom Tisch aufstehen, sondern frisch inspiriert und in allen Sinnen gestärkt. Wir wissen heute zum Beispiel, dass durch zu langes und starkes Erhitzen schädliche Verzuckerungsprodukte anfallen, die AGEs. Diese stellen unter anderem die Blutgefäße eng, was schlecht für die Gesundheit ist und auch müde macht. Ich bevorzuge kurze Garzeiten bei den Fleisch- und Fischgerichten: Auf diese Weise bleiben die Nährwerte erhalten, die Speisen sind leicht verdaulich. Als weltweit bisher wohl einziger Koch habe ich anhand von Probanden austesten lassen, wie sich meine Speisen auf die Insulinspiegel meiner Gäste auswirken. Dabei wurde durch die Universität Rom belegt, dass ein typisches La-Pergola-Menü im Vergleich zu gängigen Standardmenüs weit weniger insulinlockend ist und auch die Blutzuckerspiegel nicht in die Höhe treibt. Das heißt wir kochen äußerst stoffwechselschonend und so auch hinsichtlich der großen Stoffwechselprobleme unserer Zeit, metabolisches Syndrom bzw. Typ-2-Diabetes, sehr gesundheitsbewusst. Ich bevorzuge qualitativ hochwertige regionale Produkte, frisch auf den Tisch: Obst und Gemüse müssen am selben Tag geerntet sein, der Fisch muss am selben Tag noch im Meer geschwommen sein.

H.-J. R.: Von Ihnen stammt der Satz, ein guter Koch weckt ständig die Neugier. Welche wohlausgewogenen Stressoren lassen Sie da auf Ihre Gäste wirken?

H. B.: Wir bringen das Sensorium unserer Gäste in Schwung, indem wir eine Symphonie aller Sinne anstreben. Nicht nur, dass jedes unserer Gerichte die vier hauptsächlichen Geschmacksrichtungen im Mund, salzig, süß, bitter und sauer, auf angenehme Weise anregt. Hinzu kommen der Duft der Speisen und auch die Stimulation des Seh- und Tastsinns, wobei wir insgesamt Ausgeglichenheit und Harmonie achten.

Dramaturgie des Genusses in magischer Atmosphäre

Wichtig ist das Ambiente, in dem man speist: Hier sind uns im »La Pergola« auch kleinste Details angelegen, von der Dekoration über das Licht und den Duft bis hin zur stilvollen Anordnung der Gedecke und musikalischen Untermalung. Irgendwer hat mal geschrieben, dass wir die Dramaturgie des Genusserlebnisses in geradezu magischer Atmosphäre zelebrieren: Stimmt, und das ist eine allabendliche, große Herausforderung für mich, der ich mich gerne stelle.

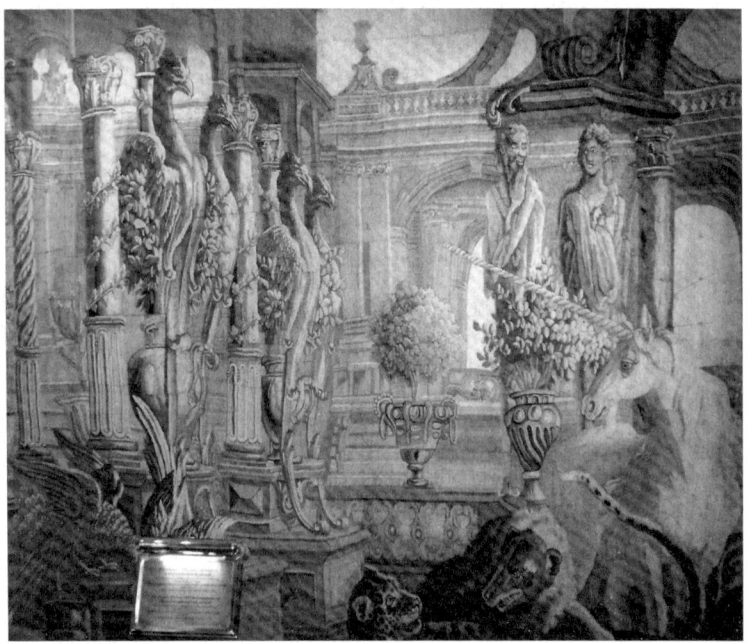

Wandteppich »Il Palazzo di Circe«

StRESS

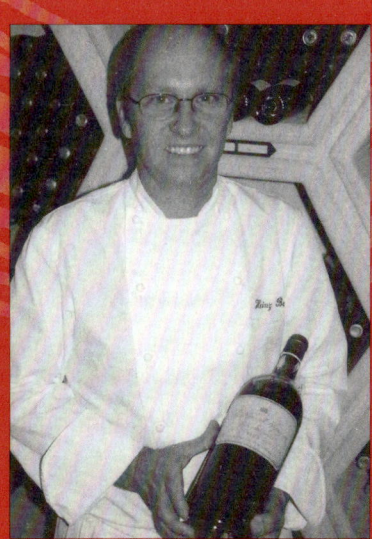

Sternekoch Heinz Beck im Weinkeller seines
Gourmettempels »La Pergola« in Rom.

Quellen und Literatur

Alberts, B. et al.: Molecular Biology of the Cell. In: 3rd Ed. Garland Pub, New York 1994

Anderson, R. E.: Effects of low-dose radiation on the immune response. In: Biological Effects of Low Level Exposures to Chemicals and Radiation. Ed. E. J. Calabrese. Lewis Pub. Inc., Chelsea, Michigan 1992, S. 95–112

Antonovsky, Aaron: Health, stress, and coping: New perspectives on mental and physical well-being, San Francisco 1979

Antonovsky, Aaron: A call for a new question – salutogenesis – and a proposed answer – the sense of coherence. In: Journal of Preventive Psychiatry 2, 1984, S. 1–13

Antonovsky, Aaron: The life cycle, mental health, and the sense of coherence. In: Israel Journal of Psychiatry & Related Sciences 22, 1985, S. 273–280

Antonovsky, Aaron: Gesundheitsforschung versus Krankheitsforschung. In: Franke, A. et al. (Hrsg.): Psychosomatische Gesundheit. Versuch einer Abkehr vom Pathogenese-Konzept, Tübingen 1993

Antonovsky, Aaron: Salutogenese. Zur Entmystifizierung der Gesundheit. Deutsche erweiterte Herausgabe von A. Franke, Tübingen 1997

Apel, Jürgen: Der Kassenarzt, Supplement in Heft 15, 2008

Arzneimittelkommission der Deutschen Ärzteschaft: »UAW-News – International« – Frakturrisiko unter Thiazolidindionen (Glitazonen). In: Deutsches Ärzteblatt A 25, 2008, S.1412

Arznei-Telegramm: ACCORD und ADVANCE-... zur Nutzen-Schaden-Bilanz der normnahen Blutzuckereinstellung bei Typ-2-Diabetes. In: arznei-telegramm® 7, 2008, S. 1–3

Atkins, Robert C.: Diätrevolution, Frankfurt am Main 1977

Beck, Heinz: Interview mit Günther Jauch. In: sternTV vom 18. Juli 2007

Beck, Heinz: Persönliche Informationen anlässlich des EASD-Kongresses in Rom, 12. September 2008

Belz, Gustav G.: Lebe länger und gesünder – mit Freude und Genuss, Springer-Verlag, Heidelberg 2008

Bengel, Jürgen et al.: Was erhält Menschen gesund? Antonovskys Modell der Salutogenese – Diskussionsstand und Stellenwert. In: Forschung und Praxis der Gesundheitsförderung, Band 6, Bundeszentrale für gesundheitliche Aufklärung, Köln 2001

Benöhr, Astrid: Homepage http//www.astrid-benoehr.de (Zugriff am 18. Juli 2008)

Berrington, A. et al.: 100 years of observation on British Radiologists: mortality from cancer and other causes 1897-1997. In: Br J Radiol 74, 2001, S. 507–519

Bien, Ursula: Das »Bi(e)näre System« - Intelligentes Gewichtsmanagement, Shaker Media, Aachen 2008

Blech, Jörg: Heillose Medizin, Frankfurt am Main 2007

Bone, H. et al.: NEJM 350, 2004, S. 1189–1199

Braun, Lisa: Salutogenese – Bisher nur Schattendasein. In: Deutsches Ärzteblatt 7, 2002, S. 296

Byington, Robert et al.: Effects of Intensive Glucose Lowering in Type 2 Diabetes. In: NEJM 358, 2008, S. 2545–2559

Cameron, J. R. et al.: Proposition: radiation hormesis should be elevated to a position of scientific respectability (point/counterpoint). In: Med Phys 25, 1998, S. 1407–1410

Cefalu, William T.: Glycemic Targets and Cardiovascular Disease. Editorial in: NEJM 358, 2008, S. 2633–2635

Chakravarty, E. F. et al.: Reduced Disability and Mortality Among Aging Runners. In: Archives of Internal Medicine 168, 2008, S. 1638–1646

Cheda, A. et al.: Single low doses of x-rays inhibit the development of experimental tumor metastases and trigger the activities of NK cells in mice. In: Radiat Res 1621, 2004, S. 335–340

Cherkas, Lynn F. et al.: The Association Between Physical Activity in Leisure Time and Leukocyte Telomere Length. In: Archives of Internal Medicine 168, 2008, S. 154–158

Cohen, Bernard L.: Relationship between exposure to radon and various types of cancer. In: Health Physics 65, 1993, S. 529–537

Cohen, Bernard L.: Test of the linear no threshold theory of radiation carcinogenesis. In: Biological Effects of Low Level Exposure. Dose Response Relationships. E.J. Calabrese, ed. Lewis Publishers. Boca Raton/USA 1994

Davies, M. J. et al.: Effects of moderate alcohol intake on fasting insulin and glucose concentrations and insulin sensitivity in postmenopausal women: a randomized controlled trial. In: JAMA 287, 2002, S. 2559–2562

DeFronzo, Ralph A.: 40th Claude Bernard Lecture anläßlich des 44th Annual Meeting of The European Association for the Study of Diabetes (EASD), Rom 2008

De Gaetano, Giovanni: Archives of Internal Medicine 166, 2006, S. 2437–2445

Di Castelnuovo, A. et al.: Meta-analysis of wine and beer consumption in relation to vascular risk. In: Circulation 105, 2002, S. 2836–2844

Dluhy, Robert G. et al.: Intensive Glycemic Control in the ACCORD and ADVANCE Trials. Editorial in: NEJM 358, 2008, S. 2630–2633

Dobning, Harald et al.: Archives of Internal Medicine 12, 2008, S. 1340–1349

Dreifus, Claudia: A Conversation with: Michael Holick; Shining a Light on the Health Benefits of Vitamin D. In: The New York Times vom 28. Januar 2003

Eineke, Dirk: Intensive Therapie bei Typ-2-Diabetes – Mehr Schaden als Nutzen? In: MMW-Fortschr. Med. 26-27, 2008, 12–14

Estruch, R. et al.: Different effects of red wine and gin consumption on inflammatory biomarkers of atherosclerosis: a prospective randomized crossover trial. Effects of wine on inflammatory markers. In: Atherosclerosis 175, 2004, S. 117–123

Ettinger, et al.: JAMA 282, 1999, S. 637–645

Falkenbach, Albrecht: Radon und Gesundheit. In: Deutsches Ärzteblatt A 23, 1999, S. 1576–1577

Faltermaier,T.: Gesundheitsbewusstsein und Gesundheitshandeln, Weinheim 1994, S. 13–32

Feinendegen, Ludwig E. et al.: Cellular mechanisms of protection and repair induced by radiation exposure and their consequences for cell system responses. In: Stern Cells 13 (suppl 1), 1995, S. 7–20

Feinendegen, Ludwig E. et al.: The dual response to low-dose irradiation: Induction vs. prevention of DNA damage. In: Biological Effects of Low Dose Radiation, Excerpta Medica, International Congress Serie 1211, Elsevier, Amsterdam, London, New York 2000, S. 3–17

Feinendegen, Ludwig E. et al.: Reactive oxygen species in cell responses to toxic agents. In: Human & Exper Toxicol 21, 2002, S. 85–90

Feinendegen, Ludwig E. et al.: Relative implications of protective responses versus damage induction at low-dose and low-dose rate exposures, using the microdose approach. In: Radiat Prot Dosim 104, 2003, S. 337–346

Felsenberg, Dieter et al.: Presseveranstaltung anlässlich des Starts der Berliner BedRest-Studie am 14. Februar 2003 in Berlin

Fiatarone, M. et al.: High intensity strength training in nonagenarians. In: JAMA 263 (22), 1990, S. 3029 ff.

Finkel, T. et al.: Oxidants, oxidative stress and the biology of aging. In: Nature 408, 2000, S. 239–247

Flöhl, Rainer: Hautkrebs durch Sonnenschutz. In: FAZ vom 3. August 2005

Frankl, Viktor E.: ... trotzdem Ja zum Leben sagen. Ein Psychologe erlebt das Konzentrationslager, dtv, München 2004

Friebe, Richard: Wie viel Sonne braucht der Mensch? In: Frankfurter Allgemeine Sonntagszeitung 11, 2005, S. 72

Funke, Günter: Abschlussreferat zum V. E. Frankl-Kongress in Salzburg, 2005

Galanis, D. J. et al.: A longitudinal study of drinking and cognitive performance of elderly Japanese American men: The Honolulu-Asia aging study. In: Am J Pub Health 90, 2000, S. 1254–1259

Garland, Cedric F. et al.: What is the dose-response relationship between vitamin D and cancer risk? In: Nutrition Reviews 65, 8 (Suppl), 2007, S. 91–95

Gasper, A.: Regeneration und Superkompensation: In der Pause wächst der Muskel. In: http//www.tri2b.com/127-Regeneration_und_Superkompensation_In_der_Pause_we-,e_8570,r_1402.htm (Zugriff am 22. September 2008)

Genant, H. K. et al.: Interim report and recommendations of the World Health Organization Task-Force for Osteoporosis. In: Osteoporos Int. 10, 1999, S. 259–264

Gersch, Uschi: Coaching in der Praxis – Die Balance finden und halten. In: PRAXiS inVerbindung mit dem Deutschen Ärzteblatt 2, 2006, S. 8–10

Gesundheits-Telegramm: Begründete Warnung vor Avandia® und Actos®. In: Ihr aktuelles Gesundheits-Telegramm Heft 45, 2007, S. 4

Giovannucci, Edward et al.: Archives of Internal Medicine 11, 2008, S. 1174–1180

Goddemeier, Christof: Gesundheit erlangende Faktoren. In: Deutsches Ärzteblatt 9, 2004, S. 420–421

Gofferje, Astrid Viciano: Streitgespräch: Sonnenbaden – die richtige Dosis. In: Focus Nr. 23/2005 und http//www.focus.de/gesundheit/news/streitgespraech-sonnenbaden-und150-die-richtige-dosis_aid_211749.html (Zugriff am 18. August 2008)

Gregg, Edward et al.: Physical Activity and Osteoporotic Fracture Risk in Older Women. In: Annals of Internal Medicine 129, 1998, S. 81–88

Grey, Andrew et al.: The peroxisome-proliferator-activated receptor-gamma agonist rosiglitazone decreases bone formation and bone mineral density in healthy postmenopausal women: a randomized, controlled trial. In: Journal of Clinical Endocrinology & Metabolism, Online-Publikation, doi:10.1210/jc.2006-2646

Harding, A. H. et al.: Cross-sectional association between total level and type of alcohol consumption and glycosylated haemoglobin level: the EPIC-Norfolk study. In: Eur J Clin Nutr 56, 2002, S. 882–890

Hashimoto, S. et al.: The suppression of metastases and the change in host immune response after low-dose total-body irradiation in tumor-bearing rats. In: Radiat Res 151, 1999, S. 717–724

Heilmeyer, Peter et al.: Ernährungstherapie bei Diabetes mellitus Typ 2 mit kohlenhydratreduzierter Kost (LOGI-Methode). In: Internistische Praxis 46, 2006, S. 181–191

Heilmeyer, Peter: Die LOGI-Methode. In: Ernährung & Medizin 23, 2008, S. 20–25

Hepp, Karl Dietrich: Auf ein Wort (Editorial). In: Diabetiker Ratgeber 6, 2008, S. 3

Herrlich, Peter: Laudatio zum Thüringer Forschungspreis 2007 im Bereich Grundlagenforschung. In: http//www.thueringen.de/de/tkm/wissenscchaft/forschung/forschungspreis/2007/grundlagen_II/content.html (Zugriff am 4. August 2008)

Hertel, Peter: Apotheken Umschau A 5, 2008, S. 18

Herzog, P. et al.: Risk of cancer from diagnostic x-rays (commentary). In: The Lancet 363, 2004, S. 340–341

Hoff et al.: J Clin Oncol 24, 2006, S. 8528

Holick, Michael F.: The UV Advantage, Verlag Simon & Schuster, New York 2004

Holick, Michael F. und Jenkins, Mark: Schützendes Sonnenlicht, Haug-Verlag, Stuttgart 2005

Holick, Michael F.: Vitamin-D-Deficiency. In: NEJM 357, 2007, S. 266–281

Hollmann, Wildor: Die klinische Bedeutung der Bewegungstherapie bei Herzkranken. In: Med. Welt 12, 1962, S. 12 ff.

Hollmann, Wildor et al.: Altern, Leistungsfähigkeit und Training. In: Deutsches Ärzteblatt 89 (38), 1992, S. 3041 ff.

Hollmann, Wildor: Körperliche Aktivität und Gesundheit. In: http//www.anna-herrmann-schule. de/koerperliche-aktivitaet-gesundheit-hollmann.html (Zugriff am 5. August 2008)

Huberts, Michael: Kommentar: Jungbrunnen – das ist jeder selbst! In: Ärzte Zeitung 164 (27) vom 18. September 2008, S. 2

Jarke, Philipp: Der Spiegel 34/2004 und http// wissen.spiegel.de/wissen/dokument/dokument. html?id=31822042&top=SPIEGEL (Zugriff am 18. August 2008)

Joosten, M. M. et al.: Moderate alcohol consumption increases insulin sensitivity and ADIPOQ expression in postmenopausal women: a randomised, crossover trial. In: Diabetologia 51, 2008, S. 1375–1381

Kahn, Steven E. et al.: Glycemic Durability of Rosiglitatzone, Metformin, or Glyburide Monotherapy. In: NEJM 355, 2006, S. 2427–2443

Kauffman, J. M.: Diagnostic radiation: are the risks exaggerated? In: J Am Phys Surg 8, 2003, S. 54–55

Kammerlander, Hans: ZDF-Morgenmagazin vom 26. August 2008

Kenkre', P. V. et al.: Serum insulin concentrations in daily drinkers compared with abstainers in the New Mexico elderly health survey. In: JGerontABio/SciMedSci 58, 2003, S. 960–963

Kindermann, Wilfried: Der Vater des Sportherzens – Herbert Reindell 100 Jahre. In: Deutsche Zeitschrift für Sportmedizin 59, 2008, S. 73–75

Klein, Thomas: Hautkrebs durch Sonnenlicht – ein Mythos. In: Aegis Impuls 30, 2007, S. 23–38

Kneer, Werner: Der Kassenarzt, Supplement in Heft 15/2008

Kolenda, Klaus-Dieter: Sekundärprävention der koronaren Herzkrankheit: Effizienz nachweisbar. In: Deutsches Ärzteblatt A 26, 2005, S. 1889–1895

Kondo, S.: Altruistic cell suicide in relation to radiation hormesis. In: Intern J Radiat Biol 53, 1988, S. 95–102

Koppes, L. L. et al.: Moderate alcohol consumption lowers the risk of type 2 diabetes. A meta-analysis of prospective observational studies. In: Diabetes Care 28, 2005, S. 719–725

Krause, Rolfdieter und Bühring, Malte: Schützendes Sonnenlicht – Einführung zur deutschen Ausgabe (S. 7), Haug-Verlag, Berlin 2005

Küster, Michael: WDR-Sendung Servicezeit:Gesundheit vom 26. Mai 2008

Lacoste, L. et al.: Acute and delayed antithrombotic effects of alcohol in humans. In: American Journal of Cardiology 87, 2001, S. 82–85

Längle, Alfried und Heitger, Brigitte: Viktor Frankl: »... trotzdem Ja zum Leben sagen« – Zum 100. Geburtstag des Begründers der Logotherapie und Existenzanalyse. In: Schweizerische Ärztezeitung 49, 2005, S. 2711–2713

Lanz, Heidi und De Meester, Liliane: Ich bin so alt wie das Jahrhundert – Ulrich Inderbinen, Rotten Verlag, Visp 1996

Larson, Eric B.: Physical Activity for Older Adults at Risk for Alzheimer Disease. In JAMA 300, 2008, S. 1077–1079

Lautenschläger, Nicola T. et al.: Effect of Physical Activity on Cognitive Function in Older Adults at Risk for Alzheimer Disease – A Randomized Trial. In: JAMA 300, 2008, S. 1027–037

Lehninger, A. L. et al.: Principles of Biochemistry. 2nd Edition, Worth Publishers, New York 1993

Lindsay, R. et al.: JAMA 285, 2001, S. 320–323

Luckey, T. D.: Radiation hormesis, CRC-Press, Boston, Boca Raton 1991

Marx, R. E.: Pamidronate and Zoledronat induced avascular necrosis of the jaws: a growing epidemic. In: J Oral Maxillofac Surg 61, 2003, S. 1115–1118

Mehlig, K. et al.: Alcoholic Beverages and Incidence of Dementia: 34-Year Follow-up of the Prospective Population Study of Women in Göteborg. In: American Journal of Epidemiology 167, 2008, S. 684–691

Meier, C. et al.: Use of thiazolidinediones and fracture risk. In: Archives of Internal Medicine 168, 2008, 820–825

Meyer, Rüdiger: Neue Studiendaten stellen Höhe des HbA1c-Zielwerts infrage. In: Deutsches Ärzteblatt A 25, 2008, S. 1374–1375

Miller, A. B. et al.: Mortality from breast cancer after irradiation during fluoroscopic examination in patients being treated for tuberculosis. In: NEJM 321, 1989, S. 1285–1289. Reanalyzed by Cutler and Pollycove: J Am Phy Surg 8 (4), 2003, S. 108–111

Minois, Nadege: The Hormetic Effects of Hypergravity on Longevity and Aging. In: Dose-Response 4, 2006, S. 145–154

Moan, Johan et al.: Addressing the health benefits and risks, involving vitamin D or skin cancer, of increased sun exposure. In: Proc Natl Acad Sci 105, 2008, S. 668–673

Mohr, S. B. et al.: Relationship between Low Ultraviolet B Irradiance and Higher Breast Cancer Risk in 107 Countries. In: The Breast Journal 14 (3), 2008, S. 255–260

Mukamal, K. J. et al.: Prospective study of alcohol consumption and risk of dementia in older adults. In: JAMA 289, 2003, S. 1405–1413

Noack, R. H.: Salutogenese und Systemintervention als Schlüsselkonzepte von Gesundheitsförderung und Public Health. In: Prävention 19, 1996, S. 37–39

Norimura, T. et al.: p53-dependent apoptosis suppresses radiation-induced teratogenesis. In: Nature Med 2, 1996, S. 577–580

Olivieri, G. et al.: Adaptive response of human lymphocytes to low concentration of radioactive thymidine. In: Science 223, 1984, S. 594–597

Oakley, Paul A.: On »Phantom Risks« Associated with Diagnostic Ionizing Radiation: Evidence in Support of Revising Radiography Standards and Regulations in Chiropractic. In: The Journal of the Canadian Chiropractic Association 49 (4), 2005, S. 264–269

Orgogozo, J. M. et al.: Wine consumption and dementia in the elderly: a prospective community study in the Bordeaux area. In: Rev Neurol 153, 1997, S. 185–192

Osterlind, A. et al.: The Danish case-control study of cutaneous malignant melanoma. II. Importance of UV-light exposure. In: Int J Cancer 42 (3), 1988, S. 316–324

Parfitt, A. M. et al.: Bone 30, 2002, S. 5–7

Patel, Anushka et al.: Intensive Blood Glucose Control and Vascular Outcomes in Patients with Type 2 Diabetes. In: NEJM 358, 2008, S. 2560–2572

Pedersen, Jane Østergaard et al.: The combined influence of leisure-time physical activity and weekly alcohol intake on fatal ischaemic heart disease and all-cause mortality. In: European Heart Journal 29, 2008, S. 1–9

Pfeilschifter et al.: Evidenzbasierte Konsensus-Leitlinie des DVO zur Osteoporose, 2006

Pollycove, M. et al.: Biologic response to low doses of ionizing radiation: Detriment versus hormesis. Part 2: Dose repsonses of organisms. In: J Nucl Med 42(9), 2001, S. 26N–32N

Pollycove, M. et al.: Radiation-induced versus endogenous DNA damage: Possible effect of inducible protective responses in mitigating endogenous damage. In: Human & Exper Toxicol 22, 2003, S. 290–306

Pratzel, H. G.: Accion de las aguas mineromedicinales. Efectos generales de las aplicaciones topicas. In: Bol. Soc. Esp. Hidrol. Med. 3, 1993, S. 33–38

Rao, Ajay D. et al.: Is the Combination of Sulfonylureas and Metformin Associated With an Increased Risk of Cardiovascular Disease or All-Cause Mortality? In: Diabetes Care 31, 2008, S. 1672–1678

Ravnskov, Uffe und Pollmer, Udo: Mythos Cholesterin, Stuttgart 2008

Reindell, Herbert et al.: Anpassungsvorgänge des gesunden und kranken Herzens. In: Verh Dtsch Ges Inn Med 59, 1953, S. 274

Reindell, Herbert et al.: Funktionsdiagnostik des gesunden und kranken Herzens, Thieme Verlag, Stuttgart 1988

Renaud, Serge C.: The Lancet 339, 1992, S. 1523–1526

Renaud, Serge C.: Moderate wine drinkers have lower hypertension-related mortality: a prospective cohort study in French men. In: American Journal of Clinical Nutrition 80, 2004, S. 621–625

Renner, H.: Gesundheitsförderung im salutogenen Kontext – vom Entwurf zur Praxis. In: Prävention 20, 1997, S. 57–59

Richards, Brent et al.: Higher serum vitamin D concentrations are associated with longer leucozyte telomere length in women. In: American Journal of Clinical Nutrition 11, 2007

Röber, Burkhardt: Apotheken Umschau A 5, 2008, S. 12–20

Rogers, M.: Curr Pharm Des. 9, 2003, S. 2643–2658

Romero, Jose' Rafael et al.: Review: Stroke prevention: modifying risk factors. In: Therapeutic Advances in Cardiovascular Disease 2, 2008, S. 287–303

Rothkamm, K. et al.: Evidence for a lack of DNA double-strand break repair in human cells exposed to very low x-ray doses. In: Proc Natl Acad Sci US 100, 2003, S. 5057–5062

Ruitenberg, A. et al.: Alcohol consumption and risk of dementia: the Rotterdam study. In: The Lancet 359, 2002, S. 281–286

Sakamoto, K. et al.: Fundamental and clinical studies on cancer control with total or upper half body irradiation. In: J Jpn Soc Ther Radiol Oncol 9, 1997, S. 161–175

Schulz, Tim J. et al.: Glucose Restriction Extends Caenorhabditis elegans Life Span by Inducing Mitochondrial Respiration and Increasing Oxidative Stress. In: Cell Metabolism 6, 2007, S. 280–293

Schwarz, S.: Die Bisphosphonat-induzierte Osteonekrose des Kieferknochens – eine neue klinisch-pathologische Entität. In: http://www.pathologie. uk-erlangen.de/e1799/e731/inhalt732/ Bisphosphonat-Osteonekrose.pdf (Zugriff am 15. Juli 2008)

Sedelnikova, O. A. et al.: Senescing human cells and ageing mice accumulate DNA lesions with unrepairable double-strand breaks. In: Nature Cell Biol 6(2), 2004, S. 168–170

Soto, J. et al.: Influence of low doses of radiation due to radon 222 on proliferation of fibroblasts and MCF-7 human breast cancer cells in vitro. In: Sci. Total Environ. 181, 1996, S. 181–185

Soto, J.: Die Wirkung von Radon auf das Immunsystem. In: http://www.radonmine.com/pdf/ effects.html (Zugriff am 22. September 2008)

Speth, Angela: Kommentar: Lieber Sonne als Krebs. In Ärzte Zeitung vom 2. Oktober 2008

Stirban, Alin et al.: Diabetes Care 29, 2006, S. 2064–2071

Stirban, Alin et al.: Diabetes Care 30, 2007, S. 2514–2516

Stoschek, Jürgen: Ausflug in den Weltraum kann die Gesundheit gefährden. In: Ärzte Zeitung 120, 2008, S. 16

Süddeutsches Institut für Logotherapie: Frankl Kurzbiographie. In: http://www. logotherapie.de/ html/frankl_kurzbiographie.html (Zugriff am 17. Juli 2008)

Taylor, D. et al.: J Orthop Res 15, 1997, S. 601–606

Taylor, L. S.: Some non-scientific influences on radiation protection standards and practice (The 1980 Sievert Lecture). In: Health Phys 32, 1980, S. 851–874

Thong, Haw-Yueh et al.: Hormesis and Dermatology. In: Dose-Response 6, 2008, S. 1–15

Uhlenbruck, Gerhard: Zum Tode von Dr. van Aaken: Der provozierende Prophet. In: http://www.dr-van-aaken.com/bilder/Prof_Uhlenbruck.jpg (Zugriff am 22. September 2008) sowie Spiridon 4/1984

Unterkircher, Karl: Online-Tagebuch vom Nanga Parbat. In: http//www.karlunterkircher.com/de/karl.htm (Zugriff am 4. August 2008)

Unterkircher, Silke: Karl, ein Stern der in unseren Augen leuchtet. In: http//www.karlunterkircher.com/de/karl.htm (Zugriff am 4. August 2008)

Van Aaken, Ernst: Schonungslose Behandlung der Angina pectoris und des Herzinfarktes sowie orthopädischer Erkrankungen des Sportlers durch funktionelle Behandlung, Celle 1978

Van Aaken, Ernst: Diskussionsbemerkung anlässlich des Kongresses des Bayerischen Sportärztebundes, München 1979

Van Aaken, Ernst: Programmiert für 100 Lebensjahre: Wege zur Gesundheit und Leistungsfähigkeit, Aachen 1999

Van Aaken, Gerrit: In: http//praegnanz.de/weblog/dr-ernst-van-aaken und http//www.dr-van-aaken.com (Zugriff am 22. September 2008)

Van Tulder: Cochrane Review Group, 2001

Vieth, R. et al.: The Urgent Need to Recommend an Intake of Vitamin D that is Effective. In: American Journal of Clinical Nutrition 85, 2007, S. 649–650

Walser, Thomas: http//www.dr-walser.ch (Zugriff am 19. August 2008)

Wang, J. et al.: Osteonecrosis of the jaws associated with cancer chemotherapy. In: J Oral Maxillofac Surg 61, 2003, S. 1104–1107

Wannamethee, S. G. et al.: The effect of different alcoholic drinks on lipid, insulin and haemostatic and inflammatory markers in older men. In: Thromb. Haemost. 90, 2003, S. 1080–1087

White, John H. und Tavera-Mendoza, Luz R..: Das unterschätzte Sonnenvitamin. In: Spektrum der Wissenschaften, Juli 2008, S. 40-47 und http//www.spektrum.de/artikel/957493

Wikipedia: Hormesis. In: http//de.wikipedia.org/wiki/Mitohormesis (Zugriff am 1. Juli 2008)

Wilkinson, G. S. et al.: J Natl Cancer Inst 99, 2007, S. 1016–1024

Wimmer, Raimund: Zermatter Bergführer wird 100 Jahre alt. In: http//www.diversikum.de/Tipps_/Bucher/Biografien/Inderbinen/inderbinen.html (Zugriff am 17. Juli 2008)

Wittekindt, Dominic: Das Prinzip der Super-kompensation. In: http//www.fitnessschmiede.de/fitness/grundlagen/das-prinzip-der-superkompensation-57-36.html (Zugriff am 22. September 2008)

Wolff, S. et al.: Human lymphocytes exposed to low doses of ionizing radiations become refractory to high doses of radiation as well as to chemical mutagens that induce double-strand breaks in DNA. In: Intern J Radiat Biol 53, 1988, S. 39–49

Yamaguchi, S. et al.: Role of intracellular SOD in protecting human leukemic and cancer cells against superoxide and radiation. In: Free Radical Biology Medicine 17, 1994, S. 389–395

Zdrojewicz, Zygmunt et al.: Radon Treatment Controversy. In: Dose-Response 4, 2006, S. 106–118

Ziegler, Albert: Zermatt und sein Matterhorn. In: http//www.yeticlub.org/Matterhorn.htm (Zugriff am 17. Juli 2008)

Zur Hausen, Harald: Aktuelle Dermatologie 31, 2005, S. 257

STRESS

»Ich fand bei Plutarch, mit welchen
Mitteln sich Cäsar gegen Kränklichkeit
und Kopfschmerz verteidigte: unge-
heure Märsche, einfache Lebensweise,
ununterbrochener Aufenthalt im
Freien, Strapazen.«

— *Friedrich Nietzsche*

systemed. Gut zu wissen.

LOGI-METHODE. Glücklich und schlank. Mit viel Eiweiß und dem richtigen Fett. Von Dr. Nicolai Worm.
Nicolai Worm rechnet in seinem Grundlagenwerk mit fettreduzierter und kohlenhydratlastiger Diät-(Un-)Kultur ab. Bei einer Ernährung nach der LOGI-Methode bleibt der Blutzuckerspiegel konstant, starke Blutzuckerschwankungen und -spitzen werden vermieden, und der Insulinspiegel wird dadurch relativ niedrig gehalten. Gleich ausprobieren – mit 74 köstliche Rezeptideen. **ISBN 978-3-927372-26-9** *19,90 EUR*

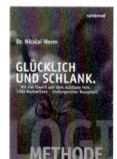

LOGI-METHODE. Das große LOGI-Kochbuch. Von Franca Mangiameli. Spitzenköche wie Alfons Schuhbeck und Vincent Klink, Ralf Zacherl, Christian Henze und Andreas Gerlach berücksichtigen das LOGI-Prinzip schon seit langem. Sie offenbarten für das LOGI-Kochbuch ihre 52 besten LOGI-Rezepte. Dazu hat auch Franca Mangiameli noch 70 neue LOGI-Kreationen entwickelt. Rezepte für stärkearme Brottaler und Pizza, Hauptgerichte mit viel Fisch oder Fleisch und Gemüse, Frühstücksideen und süße Cremes, Aufläufe und Salate. **ISBN 978-3-927372-29-0** *18,90 EUR*

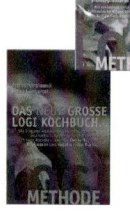

LOGI-METHODE. Das neue große LOGI-Kochbuch. Von Franca Mangiameli und Heike Lemberger. Wie ersetze ich Sättigungsbeilagen? Was kann ich LOGI-kochen, wenn ich auf Desserts, Gebäck und Beilagen nicht verzichten möchte? LOGI und Vegetarismus? Intelligente Alternativen finden heißt die Zauberformel. Damit lassen sich auch »Pizza/Pommes/Pasta«, köstliche Desserts und festliche Menüs nach LOGI zaubern. Glauben Sie nicht? Franca Mangiameli und Heike Lemberger beweisen es gern. Mit 120 erstaunlichen neuen Rezeptideen. **ISBN 978-3-927372-44-3** *19,95 EUR*   *März 2009*

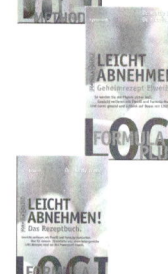

LOGI-METHODE. LOGI-Guide. Von Franca Mangiameli und Dr. Nicolai Worm. Im LOGI-Guide finden Sie die Angaben zur glykämischen Last und zum glykämischen Index, zu Kohlenhydraten, Fetten, Eiweißen und Ballaststoffen – pro 100 Gramm und pro Portion. Für mehr als 500 Lebensmittel. So erhalten Sie schnelle Antworten auf die Frage, ob ein Lebensmittel eher gute oder schlechte Kohlenhydrate enthält. **ISBN 978-3-927372-28-3** *6,90 EUR*

Leicht abnehmen! Geheimrezept Eiweiß. Von Dr. Hardy Walle und Dr. Nicolai Worm. So halten Sie Ihr Wunschgewicht auf Dauer: Mit der Gesundheitskombination aus Formula-Diät, sportlicher Bewegung und LOGI-Ernährung fällt das ganz leicht! Wie und warum Sie endlich die erwünschten Abnehmerfolge erzielen und halten, vermittelt dieses informative und leicht verständliche Standardwerk zum Powerstoff Eiweiß. **ISBN 978-3-927372-39-9** *19,95 EUR*

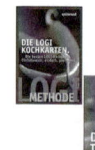

Leicht abnehmen! Das Rezeptbuch. Von Dr. Hardy Walle. Sehen Sie selbst, wie harmonisch LOGI und eiweißreiche Ernährung nach und während einer Formula-Diät zum Erreichen Ihres Wunschgewichts zusammenwirken. Probieren Sie die gesunde LOGI-Ernährung anhand von 70 abwechslungsreichen Rezepten aus. Lassen Sie sich inspirieren, einfach einmal neue Ernährungswege einzuschlagen. Denn so viel ist klar: Bei LOGI gehören glücklich und schlank untrennbar zusammen! **ISBN 978-3-927372-40-5** *12,95 EUR*

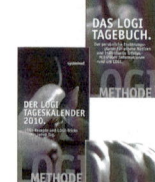

LOGI-Methode. Die LOGI-Kochkarten. Die besten Rezepte aus über fünf Jahren LOGI – auf 64 attraktiven und appetitlich gestalteten Rezeptkarten. Für die Menüplanung, als Einkaufshilfe und schnelle Anregung, als LOGI-Geschenk oder als Sammelkartenbox. **ISBN 978-3-927372-45-0** *17,95 EUR*   *Mai 2009*

LOGI-Methode. Das LOGI-Tagebuch. Der ganz persönliche Ernährungsplaner zum Nachhalten von Zielen und Erfolgen, von Werten und Leistungen. Für Notizen und »To-do-Listen«. Der ideale Begleiter für ein Leben mit LOGI. Mit zahlreichen nützlichen Tipps und Infos, köstlichen Rezeptideen und vielen guten Ideen. **ISBN 978-3-927372-46-7** *9,95 EUR*   *Mai 2009*

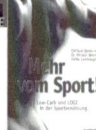

LOGI-Methode. Der LOGI-Tageskalender 2010. 365 Tage LOGI. Und jeden Tag ein guter Tipp, eine kleine Anregung, ein wissenswerter Fakt, eine interessante Rezeptidee oder ein kluger Denkanstoß. Eine schöne Art, sich jeden Tag ein bisschen mehr mit LOGI zu beschäftigen. **ISBN 978-3-927372-48-1** *12,95 EUR*   *Juni 2009*

Mehr vom Sport! Low-Carb und LOGI in der Sporternährung. Von Clifford Opoku-Afari, Dr. Nicolai Worm und Heike Lemberger. Die Nudelparty ist out! Weniger Kohlenhydrate, mehr Eiweiß und gesunde Fette lautet das Motto moderner Sporternährung! Was ist der optimale Treibstoff für Athleten, Fitnessfans, Ball-, Kraft- und Ausdauersportler? Viel Neues zu Aminosäuren, Fettabbau, Leistungssteigerung, Muskelaufbau und Regeneration. **ISBN 978-3-927372-41-2** *19,95 EUR*   *März 2009*

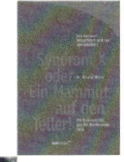

Syndrom X oder Ein Mammut auf den Teller! Von Dr. Nicolai Worm. Die menschlichen Gene scheinen auf ein Essen und Trinken wie im Schlaraffenland schlecht vorbereitet zu sein. Ernährungsabhängige Störungen nehmen rapide zu, Syndrom X entwickelt sich weltweit zu einer tödlichen Epidemie nie gekannten Ausmaßes. Der Autor verrät, wie die Spezies Mensch auf die schiefe Ernährungsbahn geraten ist und warum die angeblich »gesunde« Ernährung tatsächlich krank macht. **ISBN 978-3-927372-23-8** *19,90 EUR*

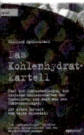

Das Kohlenhydratkartell. Über die Diätkatastrophe, die finsteren Machenschaften der Zuckerlobby und Wege aus dem Diätendschungel. Von Clifford Opoku-Afari. Wie konnte Übergewicht weltweit zum Gesundheitsproblem Nummer Eins werden, obwohl immer mehr Menschen diäten, was das Zeug hält? Worauf kommt es also wirklich an? Hält bzw. macht das Fetteinsparen bei kohlenhydratreicher Ernährung schlank und gesund oder soll man Fett essen, um Fett zu verlieren? **ISBN 978-3-927372-43-6** *12,95 EUR*

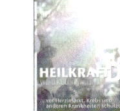

Heilkraft D. Wie das Sonnenvitamin vor Herzinfarkt, Krebs und anderen Krankheiten schützt. Von Dr. Nicolai Worm. Führende US-Forscher belegen: Bis zu 80 Prozent unserer Bevölkerung hat eine Mangelversorgung an Vitamin D und damit ein dramatisch erhöhtes Risiko für Herzinfarkt, Krebs, Parkinson, multiple Sklerose, bis hin zu Erkältungskrankheiten. Dieses Buch bringt sprichwörtlich Licht ins Dunkle und räumt mit Sonnenhysterie, Hautkrebslüge und Lichtschutzfalle auf! **ISBN 978-3-927372-47-4** *10,95 EUR*   *Februar 2009*

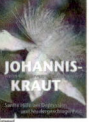

Johanniskraut. Wenn die Nerven verrückt spielen. Sanfte Hilfe bei Depression und Niedergeschlagenheit. Von Anita Heßmann-Kosaris. Millionen Menschen suchen Hilfe bei Depressionen. Das neue Werk der Erfolgsautorin betrachtet ein altes Heilmittel in neuem Licht. Johanniskraut ist eine ganz außergewöhnliche Heilpflanze, die nicht nur trübsinnige Gedanken vertreibt, das Gemüt erhellt und Stimmungsschwankungen ausgleicht. **ISBN 978-3-927372-38-2** *10,95 EUR*   *März 2009*

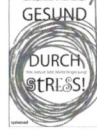

Gesund durch Stress! Wer reizvoll lebt, bleibt länger jung! Von Hans-Jürgen Richter und Dr. Peter Heilmeyer. Die größten Gesundheitsprobleme unserer Gesellschaft entstehen auf der Couch! Zwei Mediziner machen Schluss mit den gängigen Vorurteilen über den vermeintlich so schädlichen Stress. Sie sprengen unsere verkrusteten Denkstrukturen und zeigen, wie man gerade dank Stress ein aktives, bewusstes und friedvolles Leben führen kann. **ISBN 978-3-927372-42-9** *15,95 EUR*

LOGI-Grundlagenbroschüren:

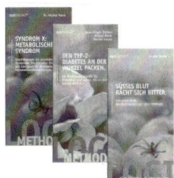

Den Typ-2-Diabetes an der Wurzel packen. Ein Ernährungsratgeber für Diabetiker und solche, die es nicht werden wollen. Erhältlich nur beim Verlag.

Syndrom X: Metabolisches Syndrom. Ein Ratgeber für Patienten mit Übergewicht, Bluthochdruck und Fettstoffwechselstörungen. Erhältlich nur beim Verlag.

Süßes Blut rächt sich bitter. Auf einen Blick: Das Basiswissen zur LOGI-Methode. Erhältlich nur beim Verlag.

Paketpreis für die drei Grundlagenbroschüren: 6,00 EUR

LOGI-Praxisbroschüren:

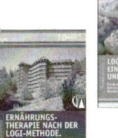

LOGI im Alltag. Einfach umdenken und anfangen. Ein praxisnaher Wegweiser für die ersten Gehversuche mit der LOGI-Methode. **ISBN 978-3-927372-35-1** *3,90 EUR*

Ernährungstherapie nach der LOGI-Methode. Die tägliche Umsetzung der kohlenhydratreduzierten Ernährung. **ISBN 978-3-927372-36-8** *4,90 EUR*

Noch mehr Infos zu den aktuellen Titeln, zum Programm, zu den Autoren und zu weiteren Neuerscheinungen finden Sie im Internet auf www.systemed.de.

Impressum.
©2009 systemed Verlag, Lünen. Alle Rechte vorbehalten. Nachdruck, auch auszugsweise, sowie Verbreitung durch Film, Funk und Fernsehen, durch fotomechanische Wiedergabe, Tonträger und Datenverarbeitungssysteme jeglicher Art nur mit schriftlicher Genehmigung des Verlages.

Redaktion: systemed Verlag, Lünen
Gestaltung: Hauptmann & Kompanie, Zürich
Satz: A flock of sheep, Lübeck
Druck: Griebsch & Rochol, Hamm
ISBN: 978-3-927372-42-9

1. Auflage

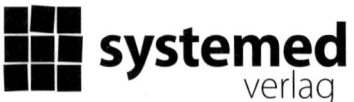